Ich ess' mich gesund

Die heilende Kraft der heimischen Superfoods

IMPRESSUM

3. Auflage 2018
Herausgeber: Simon Höcky
Produktmanagement: Anna Lena Reinelt
Autorin und Redaktion: Gudrun Nebel (v.i.S.d.P.)
Satz & Layout: BrunisArt.de
Bildnachweis: 123RF.com
Druck: HMM TIM d.o.o.
1241 Kamnik, Slowenien
ISBN: 978-3-95443-094-9

Liebe Leserin, lieber Leser!

ich kann mich noch sehr genau erinnern, als mir im Sommer 2014 eine Packung Chia-Samen geschenkt wurde. Dieses angepriesene Superfood sah nicht überwältigend aus. Kleine schwarze Samen, die zusammen mit Flüssigkeit breiig wurden. Sie schmeckten nach nichts und sollten in der Lage sein, fast jede Krankheit zu heilen. Genau da fielen mir Leinsamen, Heidelbeeren und Kräuter ein. Die können doch auch so viel, schmecken richtig gut und wachsen hier. Sind das vielleicht auch Superfoods?

Den Ausdruck Superfood gibt es noch nicht lange. Trotzdem wissen viele Menschen, was damit gemeint ist. Ein Lebensmittel, das im Stande ist, die Gesundheit zu verbessern, den Alterungsprozess zu verlangsamen und das Gewicht zu reduzieren. Am besten alles auf einmal. Ein Lebensmittel, das nicht in unseren Regionen wächst und welches wir vorher gar nicht kannten. Meistens teuer, weil es ja so etwas Besonderes ist.

Nun haben wir schon einige exotische Superfoods kommen und gehen sehen. Chia-Samen, bleiben wir bei denen. 2013 kaum bekannt, 2014 der Hype. Das bedeutete für die teuren Supersamen eine Verkaufssteigerung von über 500 Prozent. Doch woher kommen auf einmal so viele Chiasamen?

Leider war das schon immer so. Begehrenswerte Produkte brauchen besondere Pflege. Jeder Ausfall durch die Natur kommt die Produzenten richtig teuer zu stehen. Deshalb müssen diese wertvollen Lebensmittel geschützt werden. Wenn es nötig ist auch mit Pflanzenschutzmitteln, die für uns gar nicht gut sind. Genau das hat das Verbrauchermagazin Öko-Test im April 2016 festgestellt. Fast alle getesteten exotischen Superfoods, die uns Gesundheit und Schönheit bringen sollen, sind belastet. Gefunden wurden Pestizide, Mineralöle, Schwermetalle und teilweise Schimmelpilze. Dann verzichten wir doch lieber auf die teuren Superfoods, oder?

Nein, verzichten sollen Sie ganz und gar nicht. Denn sie wachsen auch bei uns. Leinsamen, Heidelbeeren, Kräuter und Co. haben wir schon immer geliebt. Verglichen mit den Exoten schneiden sie in Bezug auf Vitamine, Mineralstoffe, Spurenelemente, sekundäre Pflanzenstoffe und Antioxidantien keinen Deut schlechter ab. Und dabei sind unsere heimischen Superfoods frischer, preisgünstiger, schonen die Umwelt, da sie nicht so weit transportiert werden müssen, und sind weniger belastet! Sie können sich auf unsere Biobauern verlassen. Keine Pestizide, keine Gentechnik, keine Bestrahlung, keine Mineralöle.

Also greifen Sie zu. Es gibt kein Zuviel! Bereichern Sie Ihren täglichen Speiseplan mit heimischen Superfoods. Vielleicht macht es Ihnen jetzt noch mehr Freude, eine Handvoll Heidelbeeren in den Mund zu stecken. Zu sehen, wie Zähne und Zunge blau werden. Und dabei zu wissen, jetzt tue ich mir etwas richtig Gutes!

Bei der vorliegenden Auswahl unserer heimischen Superfoods habe ich auf Geschmack, Genuss und Vielseitigkeit Wert gelegt. Die Liste hat keinen Anspruch auf Vollständigkeit. Genießen Sie Ihre heimischen Superfoods und freuen Sie sich, dass so etwas Hervorragendes direkt vor Ihrer Haustüre wächst.

Ich wünsche Ihnen einen besonders guten Appetit mit unseren heimischen Superfoods.

Herzlichst

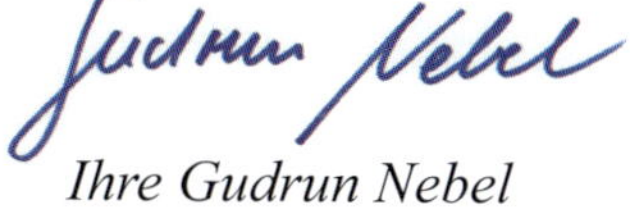

Ihre Gudrun Nebel

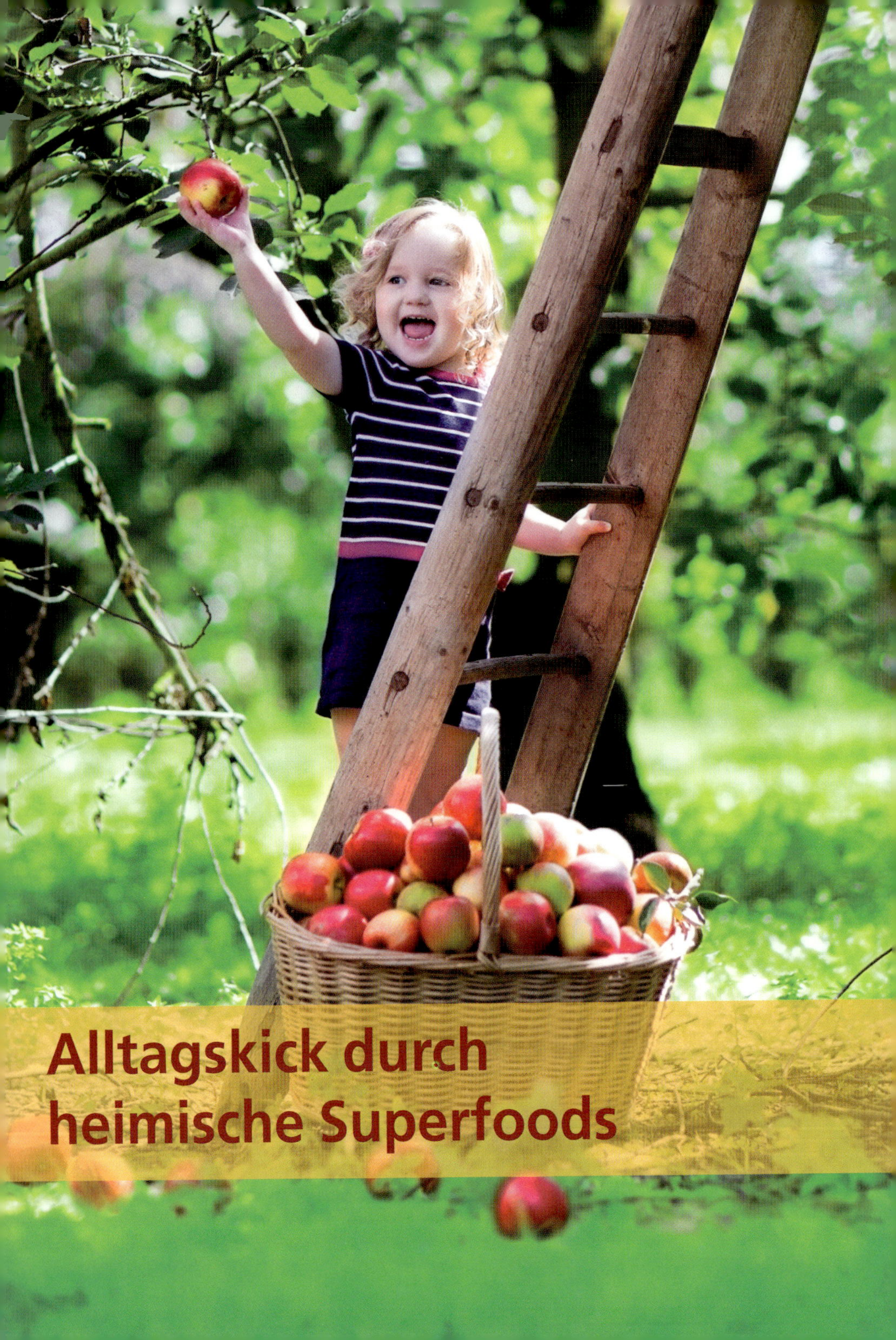

Alltagskick durch heimische Superfoods

Was sind eigentlich Superfoods?

Superfoods – übersetzt Supernahrung – damit sind natürliche Lebensmittel gemeint, die gegenüber anderen Lebensmitteln einen erstaunlich hohen Gehalt an Vitalstoffen aufweisen. Vitalstoffe bedeuten hauptsächlich Vitamine, Mineralstoffe, Spurenelemente und sekundäre Pflanzenstoffe. Schon lange wissen wir, dass die Qualität und nicht die Quantität der Ernährung ausschlaggebend ist für einen positiven oder negativen Einfluss auf Körper, Geist und Seele. Mit Hilfe von Superfoods soll diese positive Wirkung noch gesteigert werden. Allerdings können Superfoods ihre wirksamen Kräfte nur entfalten, wenn sie regelmäßig und in großen Mengen in die tägliche Ernährung eingebunden werden. Das funktioniert aber nur dann, wenn sie auch gut schmecken oder schmackhaft zubereitet werden können. Kamen am Beginn des Superfoods-Hypes die Produkte von weit her und hießen Chia-Samen, Acai-Beere oder Maca, so stellen wir mittlerweile fest, dass wir viele, ebenso starke Superfoods in unserer Region finden. Die meisten heimischen Superfoods stehen den Inhaltsstoffen von exotischen Superfoods in nichts nach.

Die Vorteile unserer heimischen Superfoods sind die günstigen Preise und die gute Verfügbarkeit. Sie brauchen nicht unreif geerntet zu werden und benötigen keine Konservierungsmittel. Teilweise können Sie sie sogar selbst züchten oder anbauen. Geschützt ist der Name Superfood nicht. Deshalb wird bei vielen verarbeiteten Nahrungsmitteln mit diesem Wort geworben. Doch die Mengen der Vitalstoffe sind dabei einfach zu gering, als dass sie irgendeine signifikante gesundheitliche Veränderung hervorrufen könnten. Greifen Sie deshalb zu Superfoods, die wirklich etwas bringen. Welche das sind, zeige ich Ihnen auf den folgenden Seiten.

Was ist die Nährstoffdichte?

Jedes Lebensmittel, ob Obst, Gemüse oder Fleisch, besteht aus Nährstoffen. Unterschieden wird dabei zwischen den Makronährstoffen (wie Kohlenhydrate, Eiweiße und Fette) sowie den Mikronährstoffen (wie Vitamine, Mineralstoffe, Spurenelemente, aber auch Enzyme). Energie in Form von Kalorien haben nur die Makronährstoffe. Damit der Körper gesund und fit bleibt, muss man in ausreichendem

Maße Mikronährstoffe aufnehmen. Diese Mikronährstoffe werden benötigt, damit alle Stoffwechselvorgänge im Körper richtig und vollständig ablaufen können. Sie kommen bis in die kleinsten Zellen und verrichten dort lebenswichtige Arbeiten. Fehlt auch nur ein kleines Spurenelement, werden wir krank.

Die Mikronährstoffe werden ständig verbraucht, weshalb der Organismus auf einen regelmäßigen und ausreichenden Nachschub angewiesen ist. Lebensmittel, die einen niedrigen Gehalt an Makronährstoffen besitzen, die also wenig Kalorien haben, aber dafür einen hohen Anteil an Mikronährstoffen aufweisen, sind qualitativ hochwertig. Ihre Nährstoffdichte, also das Verhältnis zwischen Kalorien und Mikronährstoffen ist besonders günstig. Diese Lebensmittel können in großen Mengen gegessen werden. Superfoods weisen dieses Qualitätsmerkmal auf.

Was sind Antioxidantien?

In vielen unserer heutigen Lebenssituationen entstehen freie Radikale, auch Oxidantien genannt, die Zellschäden verursachen. Nicht nur Rauchen, Alkohol und Koffein fördern die Menge der freien Radikale, sondern auch emotionaler Stress, übertriebener Sport, schlechte Ernährung mit Fastfood und Zucker erhöhen die Anzahl der Oxidantien. Wenn der Körper mehr freie Radikale produziert, als die Gegenspieler bewältigen können, kommt es zu oxidativem Stress. Damit sind die Voraussetzungen geschaffen, dass wir krank werden. Typische Erkrankungen durch oxidativen Stress sind Allergien, Darmerkrankungen und Arthritis. Aber auch Störungen im Gehirn wie Parkinson und Demenz, Herzprobleme und Krebs zählen zu den Folgeerscheinungen der freien Radikale.

Die Gegenspieler der Oxidantien sind die Antioxidantien. Sie sind in der Lage die freien Radikalen zu fangen und zu zerstören. Pflanzen bilden Antioxidantien aus. Sie benötigen diese selbst, um sich vor Sonnenlicht zu schützen und sich vermehren zu können. Deshalb befinden sich besonders viele Antioxidantien in den Samen und direkt in oder unter der Schale. Superfoods bieten uns viele und verschiedenartige Antioxidantien an. Mit einer täglichen Portion an unterschiedlichen Superfoods verschaffen Sie Ihrem Körper genügend Antioxidantien, damit er die freien Radikale im Griff halten kann.

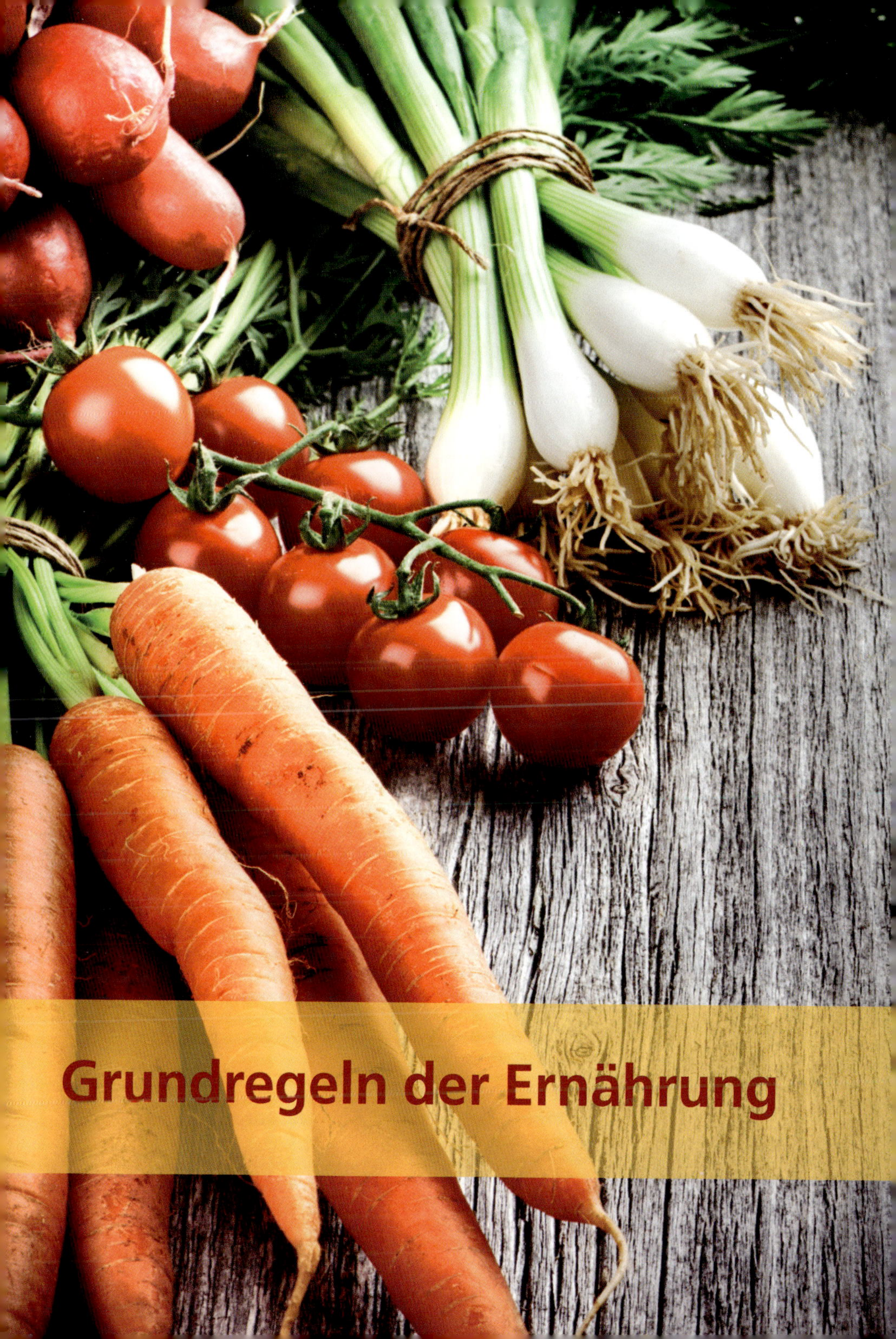

Grundregeln der Ernährung

Pflanzliche Nahrung

Nahrung nur aus Getreide, Obst und Gemüse steht gerade bei vielen Menschen auf dem Speiseplan. Die Zahl der Veganer, der Vegetarier und der gesundheitsbewussten Menschen wächst. Wir wissen schon lange, dass Fleisch kein Stück Lebenskraft ist. Die Lebenskraft steckt woanders – in den Pflanzen. Nur hier finden wir die Superfoods, die uns helfen können gesünder zu leben. Was ernährungsbewusste Menschen schon lange vermuten, wird durch viele Studien belegt: Eine falsche Ernährung macht krank. Wenn Sie Ihrer Gesundheit etwas wirklich Gutes tun wollen, sollten Sie versuchen, so viele Superfoods wie möglich in Ihren Speiseplan aufzunehmen.

Biologischer Anbau

Begriffe wie ökologische Landwirtschaft, biologische Landwirtschaft oder auch Ökolandbau bezeichnen die Herstellung von Nahrungsmitteln, die auf der Grundlage möglichst naturschonender Produktionsmethoden und unter Berücksichtigung von Erkenntnissen der Ökologie und des Umweltschutzes geschehen soll. Die ökologische Landwirtschaft verzichtet auf den Einsatz bestimmter Pflanzenschutzmittel sowie auf Wachstumsförderer, Mineraldünger und Gentechnik. Denn Bio-Lebensmitteln sollen keine Geschmacksverstärker, künstliche Aromen oder Farb- und Konservierungsstoffe zugefügt werden.

Das sind die wichtigsten Grundlagen des ökologischen Landbaus für uns Verbraucher:

1. **Geschlossener Betriebskreislauf**
   Landbau und Tierhaltung sind gekoppelt. Auf den Anbauflächen werden neben der Verkaufsware auch Futterpflanzen für die eigene Tierhaltung erzeugt. Eine Masttierhaltung ohne Anbauflächen ist nicht erlaubt.

2. **Naturgemäßer Pflanzenschutz**
   Auf chemisch-synthetische Pflanzenschutzmittel wird verzichtet. Dafür werden die pflanzeneigenen Abwehrkräfte und natürliche Regulierungsmechanismen unterstützt. Das geschieht beispielsweise durch eine sorgfältige und zeitgerechte Bodenbearbeitung.

3. **Erhalten der Bodenfruchtbarkeit**
   Das Erhalten und Steigern der Bodenfruchtbarkeit sind die wichtigsten Aufgaben der Biolandwirte. Mit der Wirkungskette „gesunder Boden – gesunde Pflanzen – gesunde Tiere – gesunde Menschen“ sollen den nachfolgenden Generationen alle Anbaugrundlagen erhalten bleiben.

4. **Hochwertige Lebensmittel erzeugen**
   Die Ökolandwirtschaft hat das Ziel, nur hochwertige Lebensmittel zu erzeugen. Ökologische Lebensmittel weisen laut wissenschaftlichen Studien einen niedrigen Gehalt an minderwertigen Inhaltsstoffen und einen erhöhten Gehalt an wertgebenden Inhaltsstoffen auf.

Regionales und Saisonales

Es ist einfach unter dem Weihnachtsbaum frische, knackige tiefrote Kirschen zu essen, die es eigentlich nur im Hochsommer gibt. Denn sie kommen aus Südafrika oder Chile, sind weit gereist und sehr teuer. Für teure Ware wird viel Aufwand betrieben. Denn verdorbene Lebensmittel bedeuten einen großen Verlust. Deshalb werden die Kirschen unreif geerntet und nachbehandelt. Die Pflanzen werden geschützt vor Insekten, vor der Luft, vor zu schnellem Nachreifen usw. Dafür stehen unterschiedliche Gase, Lösemittel oder Bestrahlungen zur Verfügung. So kommen sie optisch perfekt, aber mit viel Chemie angereichert, bei uns an. Verzichten Sie deshalb besser auf diese Ware und greifen Sie zu regionalen und saisonalen Lebensmitteln. Diese sind nicht nur preisgünstiger, sie sind auch wesentlich gesünder. Denn sie enthalten weniger Schadstoffe und entlasten unsere Umwelt.

Abgepackte Nahrungsmittel

Gesundheitsbewusste Verbraucher verzichten besser auf Verpackungen und kaufen ihre Lebensmittel einzeln und frisch ein, soweit das möglich ist. Verpackte Lebensmittel sind auch immer verarbeitete Lebensmittel. Selbst eine eingeschweißte Gurke war in der Großindustrie unterwegs. Wer weiß, was sie da erlebt hat. Dabei ist die Gurke doch selbst schon geschützt mit ihrer festen, dunkelgrünen Schale.

Vorstellung der heimischen Superfoods

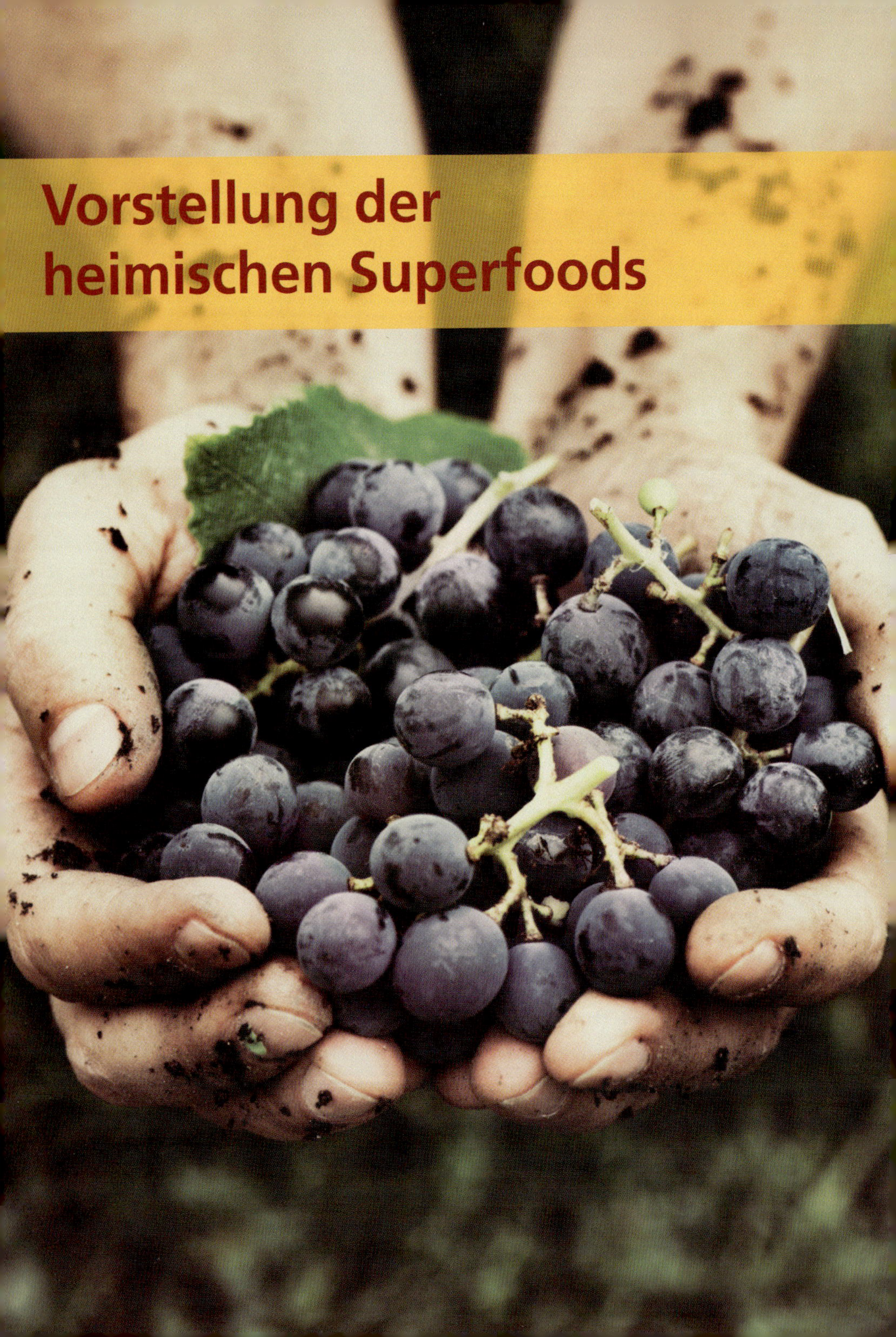

Verschiedene Obstsorten

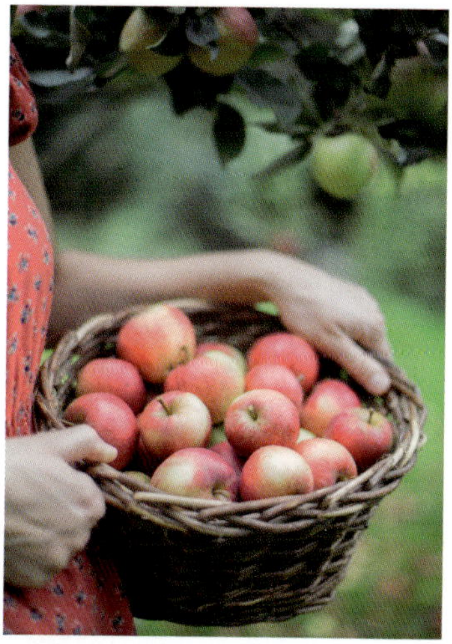

Der Apfel

Der Apfel ist die bekannteste Obstsorte der Welt. Insgesamt gibt es mehr als 30.000 verschiedene Apfelsorten und es werden immer wieder neue gezüchtet. Allein in Deutschland sind 2.000 Sorten bekannt. Doch leider wird nur ein Bruchteil davon kultiviert und gerade mal sieben Sorten, darunter Jonagold, Granny Smith und Elstar, sind regelmäßig im Handel zu haben. Das heißt, die Äpfel im Supermarkt sind zu einem Industriegut geworden. Sollten Sie die Möglichkeit haben, alte oder seltene Apfelsorten zu bekommen, dann greifen Sie zu. Denn mit der Standardisierung dieser Obstsorten wurden auch die wertvollen Inhaltsstoffe verändert. Trotzdem können Sie davon ausgehen, dass Sie davon profitieren, wenn Sie nur einen Apfel täglich in Ihren Speiseplan einbauen. Über 30 verschiedene Mineralstoffe und Spurenelemente bietet Ihnen ein Apfel an. Wichtig sind hier der hohe Kalziumwert, das Magnesium und das Eisen. Auch eine erwähnenswerte Menge an Vitaminen B_1, B_2 und B_6 sowie Niacin und Folsäure ist hier enthalten. 70 Prozent der wertvollen Inhaltsstoffe befinden sich in oder direkt unter der Schale. Mit dabei sind auch Vitamin C und E und das Provitamin Betacarotin. Deshalb sollten Sie einen Apfel nie schälen, sondern ihn nur gründlich mit warmem Wasser abwaschen.

Diese positiven Auswirkungen hat der Apfel für Ihre Gesundheit:

- **Verbesserung von Darmerkrankungen (wie Verstopfung, Durchfall, Blähungen, Völlegefühl)**
  Der Apfel besitzt verschiedene Arten von Ballaststoffen. Die unlöslichen Ballaststoffe regen die Darmtätigkeit an und unterstützen so die gesamte Verdauung. Die löslichen Stoffe können im Darm Wasser binden und Durchfall beenden.

- **Absenken des Cholesterinspiegels**
  Der hohe Anteil an Pektin schützt vor einem Anstieg des schlechten LDL-Cholesterins im Blut. Dabei wird gleichzeitig das gute HDL-Cholesterin erhöht.

- **Schutz vor Herzerkrankungen durch Gefäßschäden**
  Der hohe Anteil an sekundären Pflanzenstoffen schützt das Herzkreislaufsystem vor oxidativen Schäden. Dies ist oft die Ursache für Ablagerungen an den Gefäßwänden.

- **Vorbeugen von kognitiven Störungen**
  Verschiedene Antioxidantien schützen die Gehirnzellen vor den freien Radikalen. Diese gelten als ein Problemverursacher bei altersbedingten Gehirnerkrankungen.

- **Abschwächen des Diabetes-Risikos**
  Der sekundäre Pflanzenstoff Polyphenol beeinflusst die Verdauung und die Aufnahme von Zucker in den Zellen. Der Blutzuckerspiegel wird somit besser reguliert und dadurch das Risiko von Diabetes verringert.

- **Leberentlastung**
  Das Pektin im Apfel hilft der Leber bei der Entgiftung. Giftstoffe werden im Körper von der Leber eingelagert. Der Ballaststoff Pektin hilft der Leber bei der Entgiftung von Toxinen und Schwermetallen. Kopfschmerzen, Müdigkeit oder Schlafstörungen können auf eine überlastete Leber hinweisen.

TIPP: Bevor Sie im Winter auf Übersee-Äpfel zurückgreifen müssen, lagern Sie im Spätherbst lagerfähige Äpfel ein. Lagerfähige Sorten sind beispielsweise: Boskoop, Topaz oder Cox Orange. Achten Sie darauf, dass die Äpfel nicht beschädigt sind. Stellen Sie die Holzkiste in einen dunklen und kühlen Raum und sortieren Sie alle 14 Tage die faulen Äpfel aus.

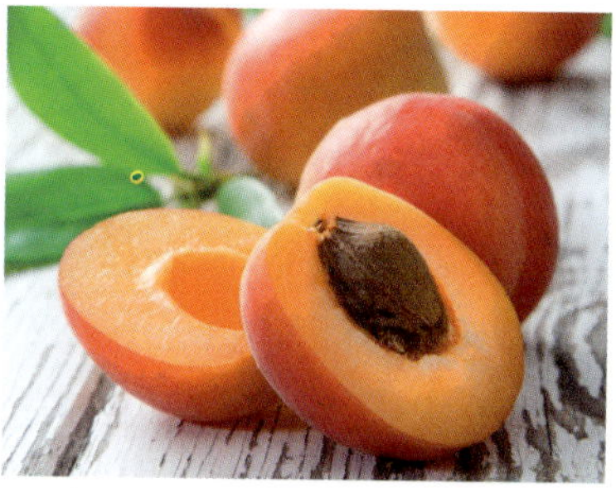

Die Aprikose

Aprikosen aus heimischem Anbau gibt es nur von Mitte Juli bis Ende August. Achten Sie immer auf reife Früchte. Diese sind leuchtend orange und besitzen rötliche Backen. Dann schmecken sie süß und saftig. Unreife Früchte sind sauer und mehlig und werden oft schlecht vertragen. Wegen ihrer geringen Größe eignen sie sich besonders gut für Zwischenmahlzeiten. Dabei haben 100 g Aprikosen – das sind ungefähr drei Früchte – nur 48 Kalorien. Waschen Sie die Aprikosen unter lauwarmem Wasser ab. Die Kerne sollten Sie nicht mitessen. Darin ist der Stoff Amygdalin enthalten, von dem vermutet wird, dass er ähnlich wie Zyankali und Blausäure reagiert. Aprikosenkerne kann man auch kaufen. Die Verzehrsempfehlung liegt bei 2 Kernen pro Tag. Auf den Verpackungen müssen Warnhinweise angebracht sein.

Die wichtigsten Inhaltsstoffe der Aprikose sind Beta-Carotin, die Vitamine B_1 und B_2 sowie Vitamin C. Bei den Mineralstoffen zeigen vor allem Kalium, Phosphor und Kalzium positive Wirkungen. In einigen Ländern wird die Aprikose auch Jungbrunnen genannt. Die Hunzas, ein Volksstamm aus dem Himalaja, essen im Winter sehr viele getrocknete Aprikosen. Sie führen ihre Langlebigkeit darauf zurück.

So hilft die Superfood-Aprikose Ihrer Gesundheit:

- **Herzgesundheit und Cholesterin**
  Studien haben gezeigt, dass der hohe Anteil an Beta-Carotin eine positive Wirkung auf das Herz-Kreislauf-System hat. Der Cholesteringehalt im Blut kann damit abgesenkt werden.

- **Krebsprävention**
  Die nachweislich vielen Antioxidantien und sekundären Pflanzenstoffe schützen den Körper vor Zellschädigungen und freien Radikalen.

- **Stärkung des Verdauungssystems**
  Aprikosen sind reich an Ballaststoffen. Das ist eine Grundvoraussetzung für eine gute Verdauung.

- **Sehkraft und Augenkrankheiten**
  Beta-Carotin schützt die Sehkraft Ihrer Augen. Mit einem reichlichen Genuss an Aprikosen können Sie Ihre Augen unterstützen.

Am besten verzehren Sie die Aprikosen roh. Da aber die Aprikosenzeit so extrem kurz ist, können Sie Aprikosen auch einfrieren und dann im Smoothie verwenden. Dazu waschen und trocken Sie die Früchte, halbieren sie und entfernen den Kern. Wenn Sie sie dann einzeln einfrieren, können sie auch einzeln entnommen und verwertet werden.

Die Beeren

Wildwachsende Superbeeren finden Sie fast überall in der Natur, im Wald und am Wegrand. Die kleinen Früchte können Sie ab Juli bis in den Oktober hinein ernten.

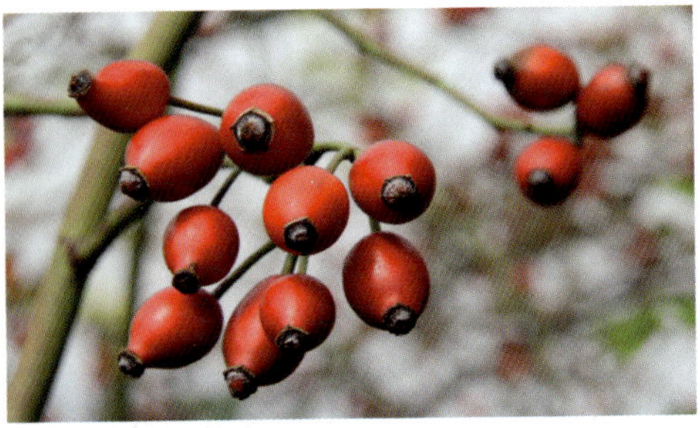

Die Hagebutte

Bekannt als Juckpulver und Scheinfrucht beinhaltet diese Beere einen hohen Gehalt an Vitamin C. Je nach Standort sind bis zu 1.500 mg je 100 g Hagebutte enthalten. Dagegen bringt es die Zitrone gerade mal auf gut 50 mg. Sie bietet aber noch viele andere Mikronährstoffe, wie B-Vitamine, Mineralstoffe, sekundäre Pflanzenstoffe und Antioxidantien. Besonders süß sind sie, wenn sie den ersten Frost mitbekommen haben. Die Beeren kann man roh essen, dazu muss man allerdings die innen liegenden Nüsschen mit den Borsten entfernen.

Das kann die Superfood-Hagebutte für Ihre Gesundheit tun:

- **Stärkung des Immunsystems**
  In der Volksheilkunde wurde die Hagebutte schon gegen Erkältungen und Harnwegsinfekte eingesetzt – entweder als ganze Frucht oder die Schalen als Tee.

- **Darmregulierung**
  Die vorhandenen Gerbstoffe und das Pektin können sowohl bei Durchfall wie auch bei Verstopfung helfen.

- **Gelenkschmerzen bei Arthrose und Arthritis**
  Vor einiger Zeit ist es gelungen, einen aktiven Inhaltsstoff der Hagebutte zu identifizieren. Es handelt sich um ein Galaktolipid, bestehend aus Zucker und Fettsäuren. Diese Substanz hemmt Botenstoffe der Entzündung. Bei langfristigem Genuss von Hagebutten kann der Einsatz von Schmerzmitteln signifikant gesenkt werden.

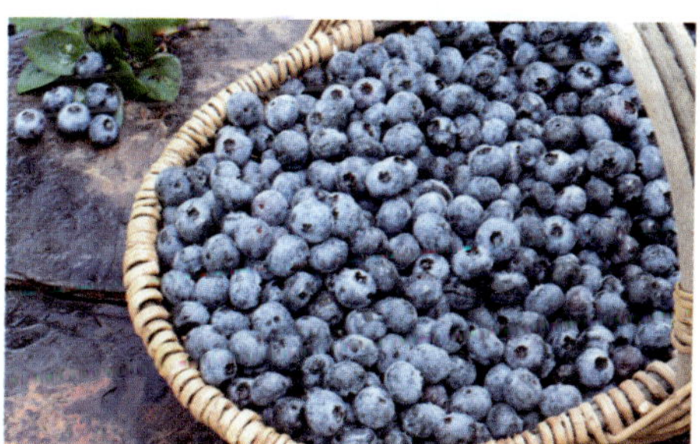

Die Heidelbeere

Um die kleinen dunkelblauen Beeren zu pflücken, müssen Sie sich bücken. Der sommergrüne Heidelbeerstrauch wird nur 10 bis 50 Zentimeter hoch – aber es lohnt sich. Anders als die kultivierten Heidelbeeren sind unsere heimischen viel kleiner, innen blau, schmecken intensiver uns strotzen vor Energie. Am besten genießen Sie sie roh. Heidelbeeren besitzen große Mengen an verschiedenen Antioxidantien, wie Polyphenole, Chlorogensäure und Gerbstoffe. Aber auch Kalium, Eisen und Zink sowie ein ausgesprochener Vitamin-Cocktail aus den Vitaminen B, C, E und K sind in den kleinen, blauen Beeren enthalten. Sie lassen sich hervorragend einfrieren und weiterverarbeiten in Form von Smoothies, Marmelade oder einfach als Beilage zum Müsli. So können Sie das ganze Jahr von diesen Kraftpaketen profitieren.

Das leistet die Superfood-Heidelbeere für Ihre Gesundheit:

- **Verbesserung der Gedächtnisleistung**
  Studien, wie die 2016 veröffentlichte Studie von Robert Krikorian und Kollegen der University of Cincinnati, haben gezeigt, dass ältere Erwachsene, die jeden Tag reichlich Heidelbeeren zu sich nahmen, ihre kognitiven Fähigkeiten verbessern konnten. Es wird vermutet, dass das auf die antioxidativen Mikronährstoffe zurückzuführen ist, die eine gute Unterstützung der Nervenzellen vorweisen.

- **Herzgesundheit und Kreislauf stabilisieren**
  Heidelbeeren sind in der Lage die Blutfettwerte zu verbessern. Dabei werden das Gesamtcholesterin, das LDL-Cholesterin und die Triglyceride gesenkt. Durch die Fähigkeit, das körpereigene Stickstoffmonoxid zu erhöhen, und durch den hohen Kaliumgehalt kann der Blutdruck normalisiert werden.

- **Hilfe bei Diabetes**
  Für Diabetiker ist es wichtig, das Bauchfett gering zu halten. Heidelbeeren haben durch ihren niedrigen glykämischen Index die Fähigkeit, den Blutzucker zu senken und die Insulinempfindlichkeit zu erhöhen. Testpersonen konnten bei regelmäßigem Verzehr auf Insulinspritzen verzichten.

- **Vorbeugen gegen Darmerkrankungen**
  Die genannten Inhaltsstoffe und der hohe Ballaststoffanteil der Heidelbeeren haben in Forschungen gezeigt, dass sie vor entzündlichen Darmerkrankungen, wie Colitis ulcerosa, schützen können.

- **Vorsorglich gegen Krebs**
  Untersuchungen haben gezeigt, dass sowohl die Risiken für die Entstehung von Krebs als auch die Zellschäden selbst durch den täglichen Genuss von 100 g Heidelbeeren verringert werden konnten. Das liegt an der besonders hohen Anzahl von Antioxidantien, darunter Anthocyan. Diese Substanz gehört zu den stärksten Radikalenfängern.

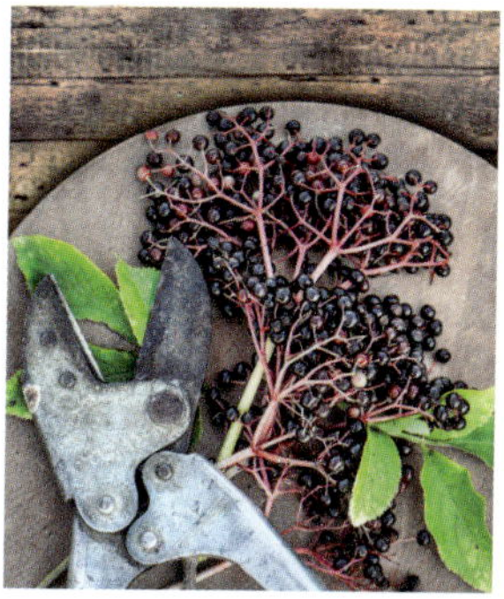

Die Holunderbeere

Reife, schwarze Holunderbeeren finden Sie im Herbst an den hoch wachsenden Bäumen. Achten Sie darauf, dass sich die Standorte weit weg von Auto- und Industrieabgasen befinden. Sie sollten die Holunderdolden nach dem Abschneiden sofort verarbeiten, damit keine Gärstoffe entstehen können. Die Früchte dürfen Sie nicht roh verzehren, da sie eine geringe Menge an giftiger Blausäure enthalten. Durch den Kochprozess wird dieser toxische Stoff zerstört. Aus Holunderbeeren können Sie Saft, Fruchtsoßen oder Gelees herstellen. Die kleinen Beeren sind reich an Vitamin B, C und Folsäure. Der hohe Gehalt an ätherischem Öl, Eisen und die Flavonoide machen sie zu einem Superfood und zu einer begehrten Heilpflanze.

So setzen Sie die Superfood-Holunderbeere für Ihre Gesundheit ein:

- **Infekte mit Schnupfen, Husten und Fieber**
  Aus der speziellen Zusammensetzung mit dem ätherischen Öl können die schwarzen Holunderbeeren die Nebenhöhlen entlasten und vom Schleim befreien. Die typischen Erkältungssymptome klingen schneller ab.

- **Regen die Nieren zur Arbeit an**
  Bei kleineren Harnwegsinfekten kann durch den wassertreibenden Effekt der Holunderbeeren eine schnellere Genesung erfolgen. Die vermehrte Flüssigkeit kann die Keime aus dem Harnapparat schneller ausschwemmen.

TIPP: Waschen Sie zunächst die Holunderdolde vorsichtig in einer Schüssel mit Wasser. Nach dem Abtropfen ziehen Sie mit einer Gabel die Beeren von der Dolde ab. Danach können Sie die Beeren mit etwas Wasser und Honig aufkochen und ungefähr 20 Minuten leicht sieden lassen. Gewürze wie Vanille oder Muskat passen gut dazu. Die Soße können Sie warm oder kalt servieren. Lässt sich auch gut einfrieren.

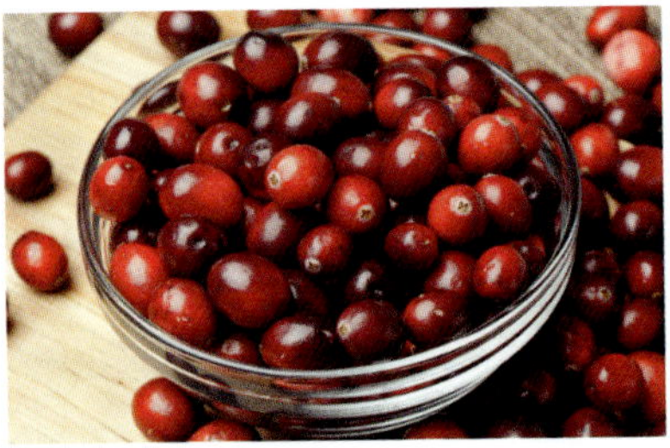

Die Preiselbeere

Die in deutschen Wäldern heimische Preiselbeere kennt man meist nur als Konfitüre zu Wildgerichten. Die herbe Beere wird selten roh gegessen, einfach weil sie sehr sauer ist. Der saure Geschmack stammt aus der Salicylsäure, einer schmerzstillenden Substanz. Acetysalicylsäure wird in einigen Schmerzmitteln synthetisch verarbeitet. Lange bevor die Preiselbeere zu einem Superfood wurde, hat die heilige Hildegard die Preiselbeere schon als Heilmittel eingesetzt.

Im Spätsommer können Sie sich auf den Weg machen und die kleinen Beeren von den immergrünen Sträuchern ernten. Durch den hohen Benzoegehalt, der wie ein Konservierungsmittel wirkt, können Sie die Beeren bis zu sechs Wochen im Kühlschrank lagern, bevor Sie sie verarbeiten. Preiselbeeren sind reich an Kalium, Kalzium, Magnesium und Phosphor. Bei den Vitaminen stehen das Provitamin A und die B-Vitamine an erster Stelle. Die Preiselbeere besticht durch den hohen Gehalt an dem Antioxidantium Anthocyan.

Die Superfood-Preiselbeere und Ihre Gesundheit:

- **Harnwegsentzündungen**
  Sekundäre Pflanzenstoffe, wie Proanthocyamid sorgen dafür, dass sich bestimmte Bakterienstämme nicht mehr an den Schleimhäuten der Harnwege festsetzen und eine Infektion auslösen können. Forscher haben festgestellt, dass mit Preiselbeeren wiederkehrende Entzündungen um die Hälfte reduziert wurden. Dies wurde in einer finnischen Studie der Universität Oulu von Kontiokari an 150 Frauen belegt.

TIPP: Ernten Sie von den Sträuchern separat auch die Blätter. Diese können Sie trocknen oder einfrieren und daraus einen Tee bereiten. Ein Preiselbeer-Extrakt wird bei Rheuma und Gicht wirkungsvoll eingesetzt.

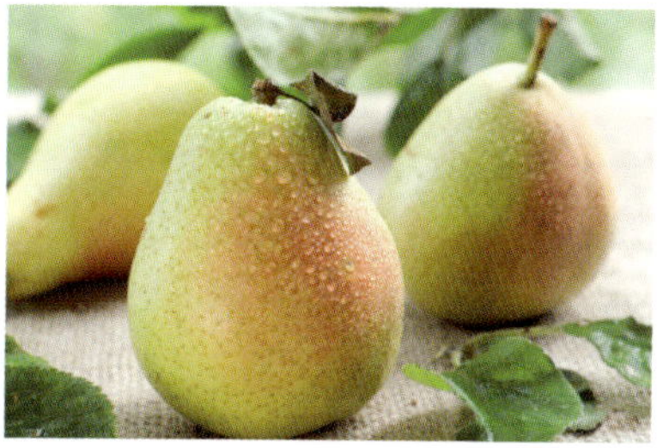

Die Birne

Die in Deutschland äußerst beliebte Birne hat gegenüber dem Apfel den Vorteil, dass sie viel weniger Säure besitzt. Deshalb wird sie von Menschen mit Magenproblemen wesentlich besser vertragen. Weil eine reife Birne sehr süß schmeckt, sättigt sie auch schnell. Dabei kommt eine Birne mit 100 g gerade mal auf 55 Kalorien, also ein idealer süßer Snack für zwischendurch. Wenn Sie keinen eigenen Birnbaum im Garten haben, achten Sie beim Kauf von Birnen auf die Bezeichnungen. Eine Butterbirne ist ein gängiger Ausdruck für eine besonders saftige Sorte. Tafelbirnen können Sie roh verzehren, Most- und Kochbirnen benötigen eine Aufbereitung durch Entsaften bzw. Kochen. Heimische Birnensorten gibt es ungefähr von Juli bis Februar zu kaufen.

Auch bei der Birne sitzen die wichtigen Vital- und sekundären Pflanzenstoffe in oder unter der dünnen, empfindlichen Schale. Waschen Sie die Birne deshalb nur vorsichtig. Verzehren Sie die Schale und das weiche Kerngehäuse ruhig mit. Hervorzuheben sind bei der Birne der relativ hohe Folsäuregehalt, das Vitamin E und B. Erwähnenswert sind die Mineraliengehalte von Eisen, Kalzium, Kalium, Magnesium und Phosphor. Auch Jod und Zink sind relevant.

Das kann die Superfood-Birne für Ihre Gesundheit tun:

- **Bekämpfen von Verdauungsstörungen**
  Die vorhandenen Gerbsäuren der Birne wirken sich positiv auf Störungen des Magen-Darm-Trakts aus. Besonders wenn es sich um entzündliche Prozesse handelt.

- **Schmerzlinderung bei Rheuma und Gicht**
  Wenn Sie die Birne vor dem Verzehr kurz in kochendem Wasser blanchieren, werden bestimmte Enzyme freigesetzt, die bei der Entgiftung der Harnsäure hilfreich sind. Das hilft zur Schmerzlinderung bei einem Gichtanfall und ist auch sinnvoll bei akuten Rheumaschüben.

- **Stärkung der Nerven und gute Laune**
  Der relative hohe Anteil an einem B-Vitamin-Komplex ist gut für Ihre Nerven. Die Folsäure ist an der Serotoninbildung beteiligt. Serotonin wird auch als Glückshormon bezeichnet. Eine ausreichend große Menge davon ist ein Garant für gute Laune.

- **Entwässern für den Blutdruck**
  Die große Menge an Kalium hilft bei einer natürlichen Entwässerung des Körpers. Wenn Sie ab und zu einen reinen Birnentag einlegen und dabei ungefähr 1,5 bis 2 kg Birnen verzehren, entlasten Sie Ihren Blutdruck messbar.

TIPP: Reife Birnen lassen sich bei Zimmertemperatur nicht lange lagern. Legen Sie die Birnen deshalb in den Kühlschrank oder in Räumen mit sehr hoher Luftfeuchtigkeit, etwa in den Keller. Eine Birne ist genussfähig, wenn die Frucht beim Andrücken nur ganz leicht nachgibt.

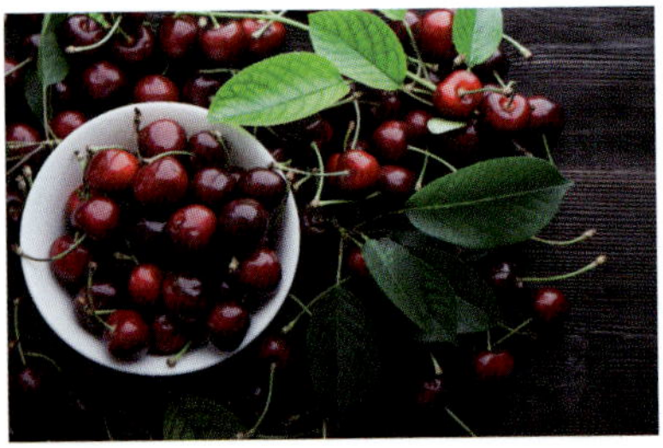

Die Kirsche

Die Kirschensaison in unseren Regionen beginnt meist im Juni und endet Anfang August. Wenn Sie keinen Kirschbaum im Garten haben, achten Sie beim Einkauf auf einen grünen, glatten Stiel und eine feste, knackige, pralle, glänzende Frucht. Dann können Sie sicher sein, dass es sich um frische Ware handelt. Egal, ob Sie sich für Süß- oder Sauerkirschen entscheiden, ob gelbe, rote oder fast schwarze Früchte, die Inhaltsstoffe sind ungefähr gleich. Nur die Anzahl der Antioxidantien ist bei den roten Sorten etwas höher. Kirschen enthalten viel Kalium, Kalzium, Phosphor, Zink und Eisen. Sie gelten als Folsäurelieferant und werden deshalb schwangeren Frauen sehr empfohlen. Zusätzlich bringen sie uns die Vitamine B_1, B_2, B6, Beta-Carotin und Vitamin C. In der Kirsche liegt der Wassergehalt bei über 80 Prozent. Deshalb sollten

Sie die Kirschen erst kurz vor dem Essen waschen, weil sie sonst schnell faulig werden. Auch ganz frische Kirschen kann man nicht gut lagern. Lassen Sie sie nicht mehr als zwei Tage im Kühlschrank, bevor sie gegessen oder verarbeitet werden.

So unterstützt Superfood-Kirsche Ihre Gesundheit:

- **Schlafqualität**
  Hier bestechen vor allem die Sauerkirschen mit einem hohen Gehalt an Melatonin, einem Hormon, das auch im menschlichen Gehirn gebildet wird. Melantonin reguliert den Schlaf-Wach-Rhythmus. Das Melatonin, das in den Kirschen zu finden ist, verbessert die Dauer des Schlafes und dessen Qualität.

- **Blutzuckerspiegel und Herzerkrankungen**
  Bestimmte sekundäre Pflanzenstoffe sorgen dafür, dass sowohl der Cholesterin- und der Triglycerinspiegel als auch der Blutzuckerspiegel gesenkt werden.

- **Entzündungen**
  Das Zusammenspiel von bestimmten Inhaltsstoffen blockiert im menschlichen Körper die Aktivität von entzündungsfördernden Enzymen.

- **Krebsvorsorge**
  Der hohe Anteil an Flavonoiden und Carotinoiden hat gezeigt, dass sich durch den Genuss von Kirschen das Wachstum und die Verbreitung von Krebszellen hemmen lassen.

TIPP: Wenn Sie sich mal etwas ganz Besonderes gönnen möchten, dann empfehle ich eine Kirschenfastenkur. Beginnen Sie mit zwei Entlastungstagen. Dabei verzichten Sie auf tierisches Eiweiß und Genussgifte. Danach folgen vier Kirschenfastentage. Dabei essen Sie dreimal täglich nur Kirschen. Aber soviel Sie wollen. Für die Aufbautage rechnen Sie ebenfalls vier Tage ein. Eine wunderbare Kur, die gesundheitlich viel bewirken kann.

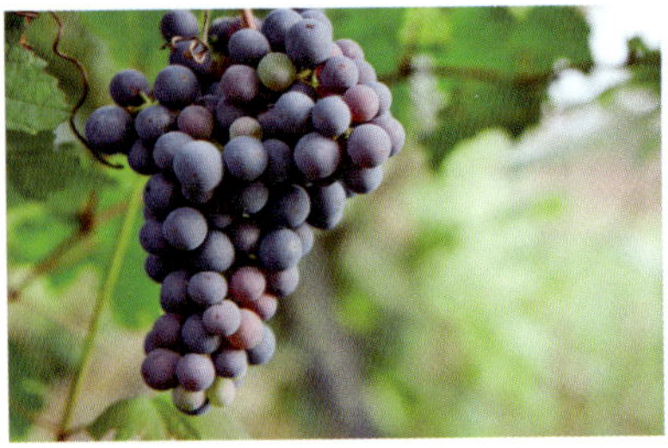

Die Weintraube

Die Deutschen sind weltweit die fleißigsten Traubenesser. Trauben, die wir essen, heißen richtig Tafeltrauben. Sie bestehen hauptsächlich aus Wasser, Fruchtzucker und Fruchtsäuren. Je nach Sorte schwanken diese Anteile stark. Greifen Sie von Ende August bis November zu den Trauben, denn dann haben die heimischen Sorten Saison. Kaufen Sie auf jeden Fall immer nur reife Trauben, denn sie können nicht nachreifen. Achten Sie auf unbeschädigte, pralle Früchte. Sie sollten noch eine wachsige Schicht, genannt Duftfilm, auf der Außenhaut besitzen. Wenn möglich, wählen Sie Trauben aus, die auch Kerne besitzen. Denn genau hier befinden sich die beiden Inhaltsstoffe, die die Trauben so unvergleichlich machen: das Reservatol und die oligomere Proanthocyanidine, genannt OPC. Zusätzlich finden wir noch viele Antioxidantien, wie Polyphenole, Vitamin C und E in den Trauben. Die Mineralstoffe und Spurenelemente Kalium, Phosphor, Eisen, Magnesium, Selen und die B-Vitamine mit der Folsäure sind sowohl in den weißen wie auch in den roten und blauen Trauben vorhanden. Der vorhandene Fruchtzucker geht schnell ins Blut und bringt Energie. Waschen Sie die Trauben vorsichtig mit lauwarmem Wasser ab und essen Sie keine angefaulten oder aufgeplatzten Früchte.

Das können Trauben für Ihre Gesundheit tun:

- **Gesundes Herz, gesundes Blut**
  Sekundäre Pflanzenstoffe, wie Katechin sorgen dafür, dass die Blutplättchen nicht zusammenkleben. Auch ein vorzeitiger Verschleiß der Blutgefäße wird verhindert. Verschiedene Inhaltsstoffe der Trauben verringern die Gefahr von Herzentzündungen. Der Cholesterin- und der Triglycerinspiegel werden gesenkt.

- **Leberregeneration**
  Die frischen Früchte sind anders als die zu Wein vergorenen Früchte in der Lage, die Leber und die Galle zu aktivieren. Dabei wird die Leber wieder aufgebaut.

- **Altersbedingte Krankheiten verringern**
  In Untersuchungen wurde bewiesen, dass Resveratrol die Eigenschaft hat, den Körper und den Geist jung zu halten. Ein verzögertes Fortschreiten von Osteoporose, Altersdemenz, grauem Star und Gleichgewichtsstörungen wurde beobachtet.

- **Darmgesundheit**
  Die Schalen der Trauben haben ausreichend Ballaststoffe, um auch schon lange bestehende Darmträgheit und Verstopfung rasch und schonend in den Griff zu gekommen.

- **Schönheit und Schutz für die Haut**
  Das oligomere Proanthocyanidine, das OPC, gehört zu der Gruppe der sekundären Pflanzenstoffe. Diese schützen unsere Haut vor dem Angriff der freien Radikale. Das bedeutet, dass unsere Haut nicht so schnell austrocknet und dabei faltig wird.

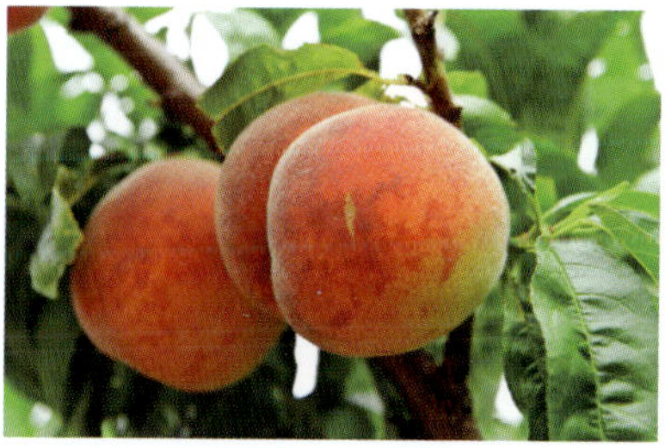

Der Pfirsich

Pfirsiche aus unseren Breiten gibt es vor allem im Juli und August. Die meisten Sorten sind rund und das Fruchtfleisch ist weiß oder gelb. Da reife Pfirsiche sehr druckempfindlich sind, werden sie oft unreif und hart geerntet. Wenn Sie keine eigenen Früchte im Garten haben, wählen Sie beim Einkauf die Weinbergpfirsiche aus. Durch ihre flache Form sind sie unempfindlicher. Ein reifer Pfirsich schmeckt süß und ist sehr saftig. Die Farbe der samtigen, behaarten Außenhaut ist kein Indiz für die Reife. Aber wenn er einen aromatischen Duft ausströmt, sollten Sie zugreifen. Denn dann ist er vollreif und schmeckt am besten. Die wichtigsten Inhaltstoffe des Pfirsichs sind die Vitamine B1, B2 und Vitamin C. Bei den Mineralstoffen finden wir vor allem Kalzium, Eisen und Kalium. Der Pfirsich ist reich an Carotinoiden. Diese sekundären Pflanzenstoffe arbeiten als Antioxidantien, sind also zellschützend. Waschen Sie den Pfirsich sehr vorsichtig unter fließendem Wasser. Im reifen Zustand können Sie ihn im Kühlschrank maximal vier Tage lagern.

Der Superfood-Pfirsich für Ihre Gesundheit:

- **Stärkung des Immunsystems**
  Die ideale Zusammensetzung von Vitaminen, Mineralstoffen und Spurenelementen unterstützt das Immunsystem wirkungsvoll.

- **Schöne Haut**
  Der Ausdruck „Pfirsichhaut" kommt nicht von ungefähr. Die hohe Anzahl an Carotinoiden ist dafür die Ursache.

- **Anregung der Nieren**
  Der hohe Wassergehalt des Pfirsichs regt den gesamten Körper zur Entwässerung an. Das entlastet das Herz, die Gefäße wie auch die Beine.

- **Anregung der Verdauung**
  Die große Anzahl von Enzymen und Ballaststoffen regt die Verdauung an und reguliert so den Stoffwechsel.

- **Fördert den Appetit**
  Die milden Fruchtsäuren wirken sich bei Appetitlosigkeit positiv aus. Einige Pfirsichspalten direkt vor dem Essen können schon helfen.

TIPP: Wenn Sie die behaarte Haut des Pfirsichs nicht vertragen, können Sie auch Nektarinen essen. Allerdings haben diese eine andere Konsistenz und deshalb fast 25 Prozent mehr Kalorien.

Gemüse und Salat

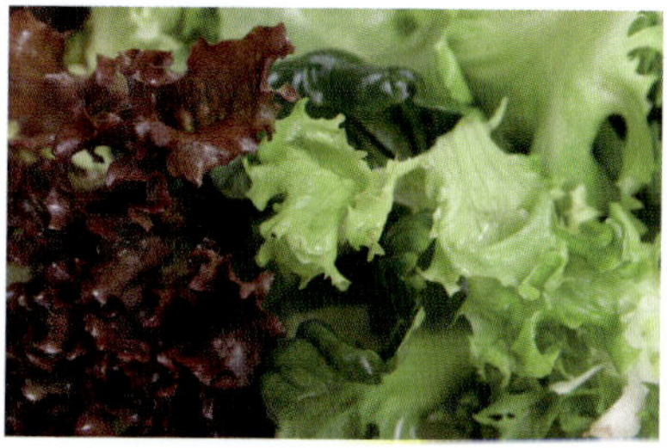

Die Blattsalate

Wenn Sie einen Balkon haben, können Sie Ihren Pflücksalat gut in einem Pflanztopf ziehen und immer frisch ernten. Leicht lassen sich auch Rucola und Portulak anbauen. Sie können aber auch vom Frühsommer bis in den Herbst frischen, jungen Löwenzahn in der Natur ernten. Pflücken Sie ihn, bevor er blüht, denn danach schmeckt er zäh und bitter. Am besten ist es, wenn Sie Ihren Salat aus verschiedenen Blattsalaten mischen. So bekommen Sie nicht nur ein wunderbares Geschmackserlebnis, das man bei einem Blattsalat gar nicht vermuten würde, sondern auch noch alle positiven Eigenschaften der einzelnen Blätter in einer Schüssel. Erwähnenswert bei allen grünen Blattsalaten ist der hohe Vitamin-K-Wert. Vitamin K ist fettlöslich und wichtig für die Blutgerinnung und die Knochenbildung.

Außer Vitamin K finden wir noch einen ganzen Cocktail an Vitaminen: A, B_1, B_2, B_6 und C. Auch mit Mineralstoffen wird nicht gespart. Blattsalate tragen mit Eisen, Phosphor, Kalzium, Natrium und Magnesium für unsere Gesundheit bei. In etlichen Sorten werden uns Omega-3-Fettsäuren geboten. Die enorme Dichte an Mineralstoffen und Vitaminen wird noch getoppt durch die vielen sekundären Pflanzenstoffe, wie Carotinoiden und Flavonoide, die Herzkrankheiten und Krebshemmung unterstützen. Blattsalate enthalten zudem noch Antioxidantien, die speziell die Leber schützen.

Waschen Sie jeden Blattsalat in lauwarmem Wasser. Achten Sie bei wilden Sorten auf Steinchen. Am besten trocknen Sie die Blätter in einer Salatschleuder. Die würzigen Salatsorten brauchen nicht viel Dressing. Ein bisschen Zitrone und gutes Öl, etwas Salz und Pfeffer reichen schon. Der Geschmack kommt von allein.

Kleine Superfood-Blätter mit großer Wirkung für Ihre Gesundheit:

- **Entgiftung und Schutz für die Leber**
  Durch die Bitterstoffe wird die Gallenproduktion in der Leber angeregt. Toxine und andere schädliche Stoffe werden so schneller abtransportiert. Die Leber wird entlastet und kann ihre vielen Aufgaben besser bewältigen. Die enthaltenen Antioxidantien schützen die Leber auch vor viralen Erkrankungen wie Hepatitis.

- **Verbesserung der Blutfettwerte**
  Durch Absenkung des Gesamtcholesterins und des LDL-Cholesterins, aber auch durch die verbesserte Gallenfunktion werden die Gefäße geschützt und das Herz entlastet.

- **Gut gegen Krebszellen**
  Die vielen Antioxidantien und die Zusammensetzung der Vitamine können das Wachstum von Brustkrebszellen verlangsamen und die Ausbreitung vor Prostatazellen sogar stoppen. Das fanden Forscher der University of California in Los Angeles und in der Louisiana State University im Herbst 2015 heraus.

- **Harntreibend und blutdrucksenkend**
  Die optimale Zusammensetzung der Mineralstoffe veranlasst den Körper, sich von überschüssigen Flüssigkeiten zu befreien. Die Niere wird angeregt, Salz, Giftstoffe und Wasser auszuscheiden. Das hilft, den Blutdruck zu stabilisieren.

- **Starke Knochen und Gelenke**
  Der hohe Gehalt an Vitamin K hilft dabei, dass Knochen und Gelenke nicht brechen. Wissenschaftler haben festgestellt, dass es signifikante Unterschiede gibt, wenn jemand täglich oder nur einmal wöchentlich Blattsalate isst. Das Risiko einer Fraktur ist bei täglichem Genuss von Blattsalaten um 50 Prozent geringer.

TIPP: Wickeln Sie die Blätter zur kurzfristigen Lagerung in ein feuchtes Küchentuch und legen Sie es in den Kühlschrank. So bleibt Ihr Salat zwei Tage frisch und zart.

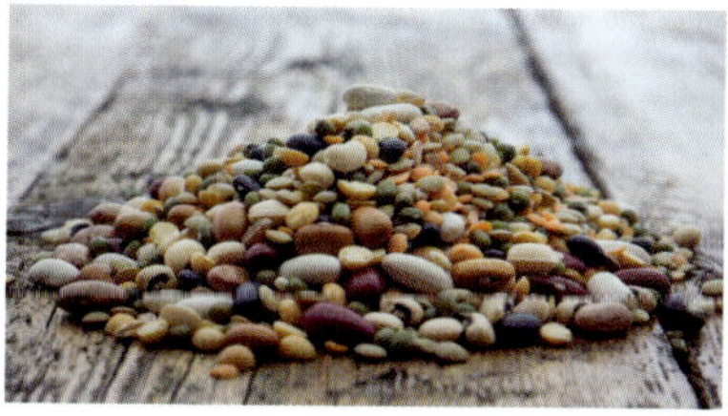

Die Hülsenfrüchte

Zu Hülsenfrüchten zählen wir die drei heimischen Sorten: Erbsen, Bohnen und Linsen, wobei Letztere in Deutschland kaum angebaut werden. Die Samen dieser Gemüsesorten wachsen in einer Fruchthülse, genannt Schote. Bei einigen Sorten, die wir frisch verzehren, essen wir diese Schoten mit, beispielsweise bei Buschbohnen oder bei Zuckerschoten. Wenn Sie einen Garten haben, können Sie Bohnen und Erbsen einfach selbst anbauen und frisch geerntet genießen. Am Ende des Sommers bekommen Sie heimische Ware auch in den Geschäften. Das ganze Jahr über gibt es die getrockneten Varianten von heimischen Hülsenfrüchten. Teilweise müssen Sie sie einige Stunden vor dem Kochen einweichen, damit sie weich werden. Achten Sie bei dem Kauf auf vollwertige Hulsenfruchte. Verzichten Sie auf geschälte Ware. Die Hülsenfrüchte besitzen wertvolle Inhaltsstoffe. Besonders angepriesen ist der hohe Eiweiß- und Ballaststoffgehalt. Zudem liefern Sie reichlich Kohlenhydrate und die Vitamine B_2, B_6, Folsäure sowie Beta-Carotin. Die Liste der Mineralien ist beeindruckend. Neben Kalium, Kalzium, Magnesium, Phosphor, Kupfer ist besonders der hohe Eisengehalt interessant. Waschen Sie getrocknete Hülsenfrüchte mehrmals mit kaltem Wasser und sortieren Sie Steinchen und Schmutz sorgsam heraus. Kleine Hülsenfrüchte, wie Teller- oder Berglinsen können Sie dann einfach im kalten Wasser zum Kochen aufsetzen. Große Hülsenfrüchte wie Erbsen oder Bohnen weichen Sie bis zu acht Stunden im kalten Wasser ein, bevor Sie sie kochen. Salzen Sie alle Hülsenfrüchte erst nach dem Kochen, so werden sie schneller weich. Die Kochzeit beträgt je nach Fruchtgröße zwischen 20 und 60 Minuten.

WICHTIG: Alle frischen Bohnen müssen Sie vor dem Verzehr kochen. Das giftige Phasin wird bei dem Kochvorgang zerstört.

Superfood-Hülsenfrüchte für Ihre Gesundheit:

- **Erkrankungen an Herz und Gefäßen**
  Hülsenfrüchte unterstützen die Herzgesundheit auf unterschiedliche Weise. Zum einen kann das schädliche Homocystein, das bei Stoffwechselprozessen als Zwischenprodukt entsteht, umgewandelt werden. Dazu sind Folsäure und Vitamin B_6 notwendig. Homocystein kann die Gefäßwände schädigen. Zum anderen hilft der hohe Ballaststoffanteil, den Cholesterinspiegel im Blut zu senken. Das Magnesium wiederum entspannt das Gefäßsystem. Ein Mangel an Magnesium erhöht die Gefahr eines Herzinfarktes.

- **Konzentration und Energie werden gefördert**
  Eisen ist ein wichtiger Bestandteil des Blutes. Es wird benötigt, damit das Hämoglobin im Blut den Sauerstoff zu den einzelnen Körperzellen transportieren kann. Nur so können unser Gehirn und unser Körper Leistung bringen. Das Auffüllen der Eisenspeicher ist nach Blutverlust, wie Unfall oder starke monatliche Menstruation sehr wichtig.

- **Diabetesunterstützung**
  Hülsenfrüchte besitzen einen niedrigen glykämischen Index. Dafür sind der hohe Ballaststoffanteil und die komplexen Kohlenhydrate verantwortlich. Im Blut werden deshalb hohe Blutzuckerspitzen vermieden. Der Blutzucker lässt sich leichter kontrollieren und fällt nicht so schnell ab.

- **Stoffwechsel und Gewichtsreduktion**
  Die Vielfalt und die Menge der Mikronährstoffe sind ideal für einen reibungslosen Stoffwechsel. Der hohe Ballaststoffgehalt mit dem niedrigen glykämischen Index zeichnet sich dadurch aus, dass man lange mit Energie versorgt wird und satt ist. Das verhindert Heißhungerattacken. Eine tägliche Integration in den Speiseplan hilft dabei, auf gesunde Weise das Körperfett zu verringern.

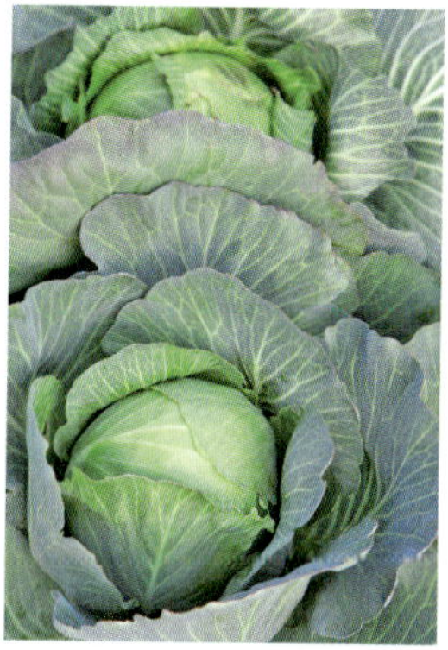

Der Kohl

Die große Familie des Kohlgemüses hat es endlich vom sogenannten Arme-Leute-Essen zum ausgesprochenen Superfood geschafft. Es gibt unzählige heimische Kohlarten, dazu gehört vor allem der Rosenkohl, die Kohlrabi, der Blumenkohl, der Grünkohl oder auch der Rotkohl. Alle Sorten stammen von einer einzigen Wildform ab, die es heute nur noch auf dem Felsen von Helgoland gibt. Also werden Sie Ihre Kohlsorten vermutlich kultiviert im Garten anbauen oder im Laden kaufen.

Die Saison für Kohl läuft über das ganze Jahr. Denn je nach Sorte erntet man im Frühjahr oder nach dem ersten Frost. Alle Kohlsorten kann man theoretisch auch roh verzehren, doch geschmacklich ist das nicht immer ein Highlight. Besonders gut für den Rohverzehr eignen sich der Kohlrabi, der Blumenkohl, der Brokkoli und der Weiß- und der Rotkohl. Die beiden Letztgenannten sollten Sie aber mit Salz einbeizen, damit sie weich werden. Auch wenn die Vitalstoffverteilung in jedem Kohl etwas anders ist, sind sie allesamt Spitzenreiter mit dem Gehalt an Beta-Carotin, das im Körper zu Vitamin A umgewandelt wird.

In der Gruppe der B-Vitamine stechen sie mit B_1, B_2 und B_6 vor. Folsäure und Vitamin K finden wir vor allem in Grünkohl, Rosenkohl und Kohlrabi. Alle Kohlsorten enthalten große oder größere Mengen an den Mineralstoffen wie Kalium, Kalzium, Magnesium und Phosphor.

Kohlgemüse trägt einen wichtigen Beitrag zur ausreichenden Eiweißversorgung mit pflanzlichen Lebensmitteln bei. Wir finden in allen Sorten alle essenziellen Aminosäuren in hoher Konzentration vor. Nicht zu unterschätzen sind der Ballaststoffanteil und die Menge an Antioxidantien, auch in Form von sekundären Pflanzenstoffen.

Unterstützung für Ihre Gesundheit durch den Superfood-Kohl:

- **Sehkraft und Augenkrankheiten**
  Beta-Carotin schützt die Sehkraft Ihrer Augen. Das umgewandelte Vitamin A ist ein Bestandteil der Netzhaut und stärkt die Sehkraft.

- **Präventive Krebsabwehr**
  Die nachweislich vielen Antioxidantien und sekundären Pflanzenstoffe schützen den Körper vor Zellschädigungen und freien Radikalen. Wissenschaftler der Krebsklinik Memorial Sloan-Kettering Cancer Center in New York haben festgestellt, dass die Glukosinolate, das sind schwefelhaltige Verbindungen der sekundären Pflanzenstoffe, umgewandelt werden. Die neuen Verbindungen unterstützen die Ausleitung von krebsverursachenden Substanzen und hemmen das Wachstum und die Ausbreitung bestimmter Krebszellen.

- **Verbesserung des Blutflusses**
  Hier trägt der hohe Anteil an Vitamin K, zusammen mit den Mineralien Kalium und Eisen, dazu bei, dass die Blutgerinnung optimal ist.

- **Starke Knochen und Gelenke**
  Der hohe Gehalt an Vitamin K hilft auch dabei, dass Knochen und Gelenke stark bleiben. Forscher haben festgestellt, dass ein anhaltender Mangel an Vitamin K das Risiko an Osteoporose zu erkranken drastisch ansteigen lässt.

- **Schutz vor Herzerkrankungen**
  Flavonoide, sekundäre Pflanzenstoffe, die als Antioxidantien wirken, sollen vor einem Herzinfarkt schützen. Das haben Forscher in Studien gezeigt.

TIPP: Auch wenn Sie bisher kein Kohl-Freund waren. Schauen Sie in Ihrem Gemüseladen nach den aktuellen Kohlsorten. Kohl ist günstig und schwer. Die Kisten mit frischer Ware stehen deshalb häufig auf dem Boden.

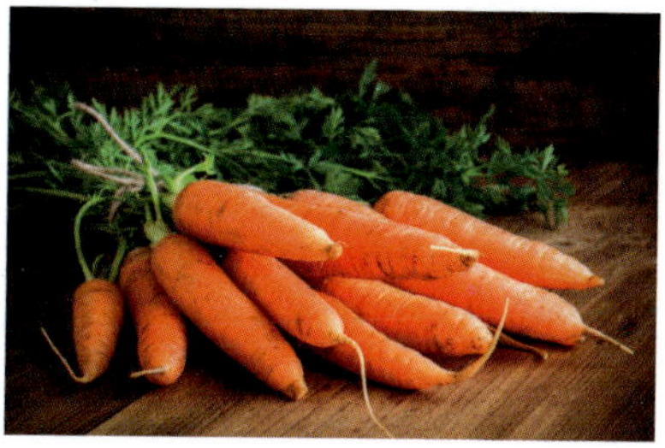

Die Karotte

Egal, ob Sie Möhren oder Karotten sagen, gemeint sind immer die orangefarbenen Stangenwurzeln. Tatsächlich hat man aber mittlerweile die Wurzeln in vielen Farben gezüchtet, von weiß, gelb über rot bis zu violett. Je nach Farbe sind bestimmte Inhaltsstoffe, vor allem die sekundären Pflanzenstoffe verändert. Im Geschäft sind die traditionellen Möhren meist günstiger und knackiger als die bunten Neuzüchtungen. Den herausragenden Beta-Carotin-Gehalt, der als wichtiges Antioxidans wirkt, haben nur die orangenen Möhren.

Heimische Möhren, oft als Bundmöhren angeboten, bekommen Sie von Mai bis Ende Oktober. Probieren Sie den Anbau von kleinen Frühmöhren in einem länglichen Blumentopf. Der Geschmack von ganz frisch geernteten Möhren ist unbeschreiblich. Diese Möhre schmeckt saftig, knackig und fruchtig süß. Außer dem hohen Anteil von Beta-Carotin, der bereits bei einer halben Möhre den Tagesbedarf deckt, finden wir Vitamin C, B_1, B_2, B_6, E, K und Biotin. Bei den Mineralstoffen und Spurenelementen findet sich alles von Kalium, Kalzium, Phosphor, Magnesium, Eisen und Zink. Die Möhre punktet zusätzlich mit löslichen und unlöslichen Ballaststoffen, die für einen gesunden Darm wichtig sind. Ein ganz großes Plus ist der geringe Kaloriengehalt: In 100 g Möhren sind gerade mal 26 Kalorien.

Das tut die Superfood-Karotte für Ihre Gesundheit:

- **Senkt den Blutdruck und stärkt die Herzgesundheit**
  Möhren liefern Kalium, das die Blutgefäße erweitert und somit zur Entspannung in den Blutgefäßen führt. Die Durchblutung wird erhöht, die Organfunktionen im Körper gefördert und die Belastung auf das Herz-Kreislauf-System verringert. Das Cumarin, das auch in den Möhren vorhanden ist, verringert ebenso den Blutdruck und trägt zur Herzgesundheit bei.

- **Augen und Sehkraft**
  Beta-Carotin hilft, die Sehkraft zu verbessern, und kann auch vor der Nachtblindheit schützen.

- **Stärkt die Verdauung**
  Durch den hohen Ballaststoffanteil werden die Sekretion des Magensafts und die Peristaltik im Darm positiv beeinflusst. Das hat einen direkten Einfluss auf die Darmgesundheit und reduziert somit das Risiko von Darmerkrankungen und Darmkrebs.

- **Verbessert das Immunsystem**
  Als wertvolle Vitamin-C-Quelle hilft die Möhre, das Immunsystem zu stärken. Eine Anzahl von antibakteriellen und antiseptischen Eigenschaften unterstützt das Immunsystem zusätzlich.

- **Vermindert das Diabetes-Risiko**
  Der sekundären Pflanzenstoff Carotinoide hilft, den Blutzucker auf natürliche Weise zu regulieren. Carotinoide beeinflussen die Insulinresistenz und somit die Aufnahme von Zucker in den Zellen. Durch den niedrigen glykämischen Index von rohen Möhren können starke Blutzuckerschwankungen vermieden werden. Das ist selbst für Diabetiker eine Erleichterung bei der Blutzuckerkontrolle.

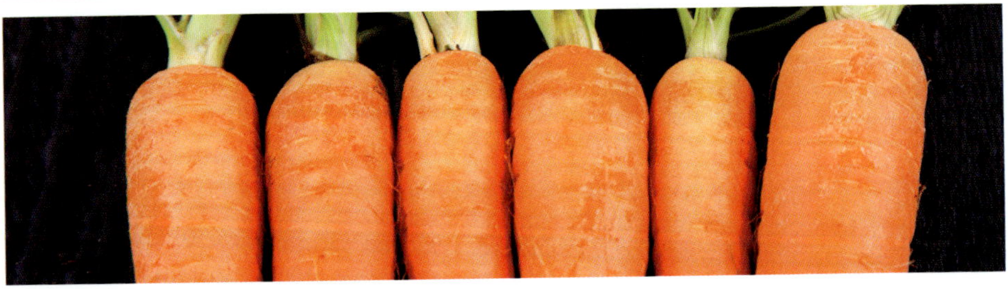

TIPP: Essen Sie zu Ihren Möhren immer etwas Fett. So wird das Beta-Carotin vom Körper besser aufgenommen.

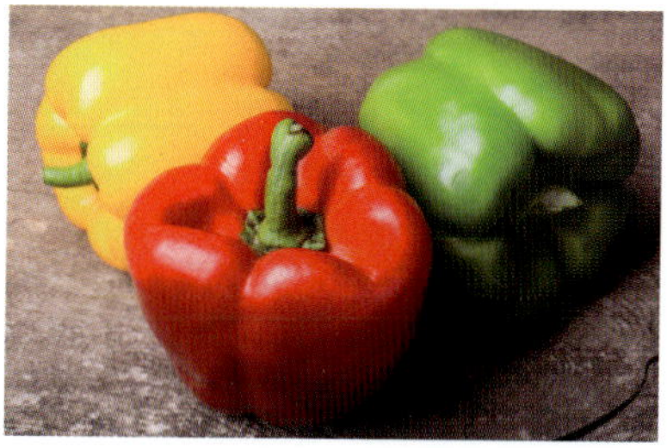

Die Paprika

Aus keiner Küche sind die kleinen oder großen, runden, knolligen oder spitzen, grünen, gelben oder roten Schoten wegzudenken. Unterschieden werden sie hauptsächlich bezüglich ihrer Schärfe. Gewürzpaprika sind scharf. Je mehr Capsaicin die Schote enthält, umso schärfer ist sie. Die scharfe Paprika oder Chilischote regt die körpereigene Schmerzmittel-Produktion an. In Form von Cayenne wird sie zusammen mit den Pflanzen Arnica und Belladonna in den ABC-Pflastern verwendet. Diese werden auf die Schmerzpunkte geklebt.

Die Gewürzpaprika dämpft das Hungergefühl und kurbelt den Stoffwechsel an. Die Gemüsepaprika hat wenig Schärfe, dafür aber einen großen Anteil an Antioxidantien, wie Carotine, Lycopin Flavonoide und Vitamin C. Die Farben der Gemüsepaprika sagen etwas über ihren Reifezustand aus. Grüne Paprika sind unreif. Deshalb vertragen viele Menschen sie im rohen Zustand nicht. In der vollen Reife sind sie rot und die Verträglichkeit ist gut. Als weitere Inhaltsstoffe finden wir Kalium, Kalzium, Magnesium, Eisen und Zink, zusätzlich noch einige Vitamine der B-Gruppe und Vitamin E. Die heimische Paprika finden Sie ab Juli bis in den Oktober hinein in den Läden. Vor Frost müssen die Pflanzen geschützt werden, ebenso vor zu vielem Regen. Es gibt kleine Paprikagewächse für die Fensterbank. Ernten Sie erst, wenn sich rote Früchte zeigen. Verwechseln Sie diese Gewächse aber nicht mit den oft angebotenen Zierpaprikapflänzchen. Diese sind nämlich nicht essbar.

Superfood-Paprika schützt und pflegt Ihre Gesundheit:

- **Stärkung das Immunsystems**

  Der hohe Vitamin-C-Gehalt der Paprika macht sie zum Star des Immunsystems. Bis zu 400 mg pro 100 g Paprika können wir nachweisen. 100 g Zitronen bringen es gerade mal auf 34 mg. Ein großer Teil des Vitamin C geht beim Erhitzen verloren. Doch selbst im gebratenen Zustand übertrifft die Paprika noch die Zitrone an Vitamin C.

- **Mit Radikalfängern gegen den Krebs**
  Je reifer die Paprika ist, desto ausgeprägter sind die Farbstoffe und somit die Antioxidantien. Dazu gehören Beta-Carotin und Lycopin. Beides sind wirksame Stoffe bei dem Kampf gegen Krebs. Lycopin steckt in den Zellwänden der Paprika. Deswegen kann es in erhitzter Form besser aufgenommen werden. Die Hitze spaltet die Zellwände auf und das Lycopin ist optimal verwertbar.

- **Blut- und Lymphgefäße**
  Wichtig für gesunde Blutgefäße ist die geregelte Durchlässigkeit. Dafür sind in der Paprika die oligomeren Procyanidine, OPC, da. OPC stärkt auch die Lymphgefäße.

- **Eindämmung von Entzündungen**
  Dabei hilft wiederum das OPC. Im Zusammenspiel mit dem großen Anteil an Vitamin C wird diese Wirkung noch verstärkt.

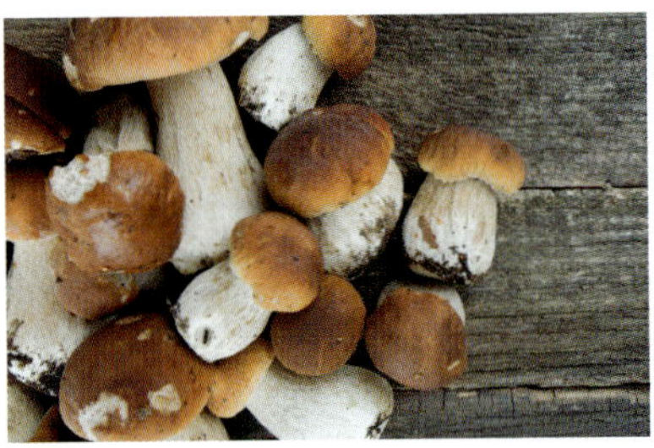

Die Pilze

In unseren heimischen Wäldern und auf Wiesen findet man zahlreiche essbare Pilze. Viele davon sind kultiviert worden und man kann sie im Geschäft kaufen, wie Champignons, Shiitake, Maitake oder Austernpilze. Zur Saison, die bei uns von Juni bis Ende September andauert, bekommt man auf dem Markt oft Edelpilze wie Pfifferlinge oder Steinpilze von professionellen Sammlern angeboten. Leider sind diese im Vergleich zu der kultivierten Ware ziemlich teuer. Trotzdem bereichern Pilze den Speiseplan. Wildpilze sollten Sie wegen der möglichen radioaktiven Belastung aber auf wöchentlich 150 g beschränken. Das Besondere an Speisepilzen ist deren hoher Selengehalt. Selen ist ein Spurenelement, das stark antioxidativ wirkt. Für bestimmte Krebsarten gilt es als Risikominderer. Pilze besitzen eine große Anzahl an wichtigen Vitaminen und Mineralstoffen, wie die B-Vitamine Riboflavin und Niacin sowie Kalium und Kupfer. Wissenschaftler haben noch weitere zahlreiche Inhaltsstoffe, wie sekundäre Pflanzenstoffe gefunden. In einer Studie wurde gezeigt, dass in dem Zuchtpilz Egerling, das ist eine Champignon-Art, Enzyme gefunden wurden, die an der Östrogenproduktion beteiligt sind. Damit können sie zu Vorbeugung von hormonabhängigen Krebsarten, wie Prostata- oder Brustkrebs beitragen.

Lagern Sie Ihre Pilze nur kurz im Kühlschrank. Verwenden Sie sie möglichst schnell. Entfernen Sie Verschmutzungen vorsichtig mit einem speziellen Pinsel; verwenden Sie kein Wasser, das schädigt den Geschmack.

ACHTUNG: Bitte sammeln Sie Pilze nur, wenn Sie pilzsicher sind und sich auskennen. Sind Sie unsicher, ob es sich um giftige oder Speisepilze handelt, wenden Sie sich unbedingt an die örtliche Pilzberatungsstelle.

Das können die Superfood-Pilze für Sie und Ihre Gesundheit tun:

- **Senkung des Blutdrucks**
  Der hohe Gehalt an dem Mineralstoff Kalium hilft, den Blutdruck zu senken und somit auch das Risiko für Herzinfarkt und Schlaganfall zu minimieren.

- **Krebsprävention**
  Die zahlreichen sekundären Pflanzenstoffe und das Spurenelement Selen tragen dazu bei, dass Speisepilze per se krebsabwehrend wirken. Das gilt besonders für Lungen- und Darmkrebs. Je nach Pilzsorte werden andere bestimmte Krebsarten in ihrer Ausbreitung gehindert. Maitake ist spezialisiert auf Magenkrebs, Egerlinge auf Brust- und Prostatakrebs.

TIPP: Es gibt im Handel kleine Strohballen zu kaufen, die mit Pilzsporen bestückt sind. Stellen Sie sich diese in den Keller und gießen nach Vorschrift, dann wachsen die Zuchtpilze und Sie können sie eine Zeit lang frisch ernten.

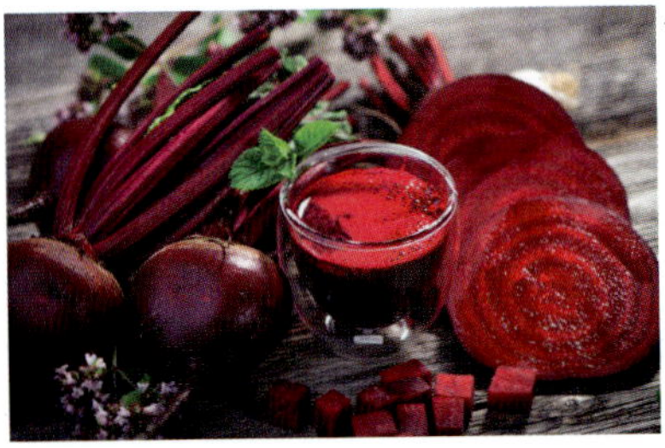

Die Rote Bete

Anspruchslos und angepasst an Boden und Klima, gibt es die heimische Knolle von Mai bis Oktober frisch aus der Erde. Sie lässt sich gut lagern, so dass man sie auch im Winter problemlos genießen kann. Achten Sie nur auf genug Feuchtigkeit, sonst wird die Rote Bete schrumplig und trocken und schmeckt holzig. Wenn Sie einen Garten haben, können Sie sie problemlos anbauen. Ein Blumenkasten ist leider zu klein und nicht tief genug für die Knolle. Kaufen Sie nur frische Ware und nicht die bereits gekochte Rote Bete. Diese ist geschält und konserviert. Dabei sind viele wichtige Inhaltsstoffe zerstört worden. Ziehen Sie beim Verarbeiten der Roten Bete Einmalhandschuhe an, dann werden Ihre Hände nicht rot gefärbt. Verwenden Sie auch die Blätter der Roten Bete.

Das besondere an der Roten Bete ist ihre Farbe, was mit speziellen Pigmenten zusammenhängt. Die sogenannten Betalaine-Pigmente haben einen hohen Stickstoffgehalt und wirken als Antioxidans und Entzündungshemmer. Das Pigment selbst ist sehr labil gegenüber Hitze. Dabei wird es zerstört. Ein regelmäßiger Verzehr von Roter Bete verbessert die Sauerstoffversorgung in den einzelnen Organen. Außerdem wird durch die vermehrte Sauerstoffversorgung auch das Energieniveau angehoben. Dadurch hilft Rote Bete, sportliche Leistungen zu verbessern. Spezielle Verbindungen in Roter Bete erhöhen nachweislich den Blutfluss zum Gehirn und können so das Fortschreiten von Demenz verlangsamen. Ein wahrer Vitamincocktail, den wir in der dunkelroten Knolle finden. Alle B-Vitamine, darunter auch B_{12} und Niacin, aber auch Vitamin C, E und D lassen sich nachweisen. Die wichtigsten Mineralstoffe sind Eisen, Kalium und Mangan.

So setzen Sie die Superfood-Rote Bete für Ihre Gesundheit ein:

- **Steigerung der Leistungsfähigkeit**
  Rote Bete bietet eine natürliche Quelle von Nitraten an. Nitrate verbessern die körperliche Leistungsfähigkeit, denn Nitrate werden im

Körper zu Nitrite umgewandelt. Diese verbessern die Sauerstoffaufnahme in den Mitochondrien der Zellen gerade bei körperlichem Ausdauertraining. Mitochondrien sind in der Zelle für die Energieproduktion verantwortlich. Somit kann Rote Bete die Ausdauer beim Sport erhöhen und zu einer besseren Leistung führen.

- **Natürliche Entgiftung**
  Der sekundäre Pflanzenstoff Betain unterstützt die Arbeit der Leber und der Gallenblase. Das regt die Verdauung und kurbelt die Toxinausschüttung an.

- **Stimmungsaufheller**
  Auch dafür steht das Betain. Denn es fördert die Serotoninausschüttung und somit gilt die Rote Bete als leichter Stimmungsaufheller.

- **Blutbildend**
  Der hohe Gehalt an Folsäure zusammen mit dem Mineralstoff Eisen gilt als optimale Verbindung für die Bildung von neuen Blutzellen. Dies ist wichtig für Schwangere und für Menschen mit einem Eisenmangel.

- **Entzündungshemmend**
  Die Rote Bete besitzt eine einzigartige Verbindung von sekundären Pflanzenstoffen, die im Stande ist, die Aktivität von COX-Enzymen zu hemmen. COX-Enzyme spielen im Entzündungsgeschehen eine wichtige Rolle.

- **Senkt den Blutdruck und wirkt gegen Thrombose**
  Die Nitrate aus der Roten Bete werden im Körper zu Stickstoffmonoxid umwandeln. Stickstoffmonoxid entspannt die Muskulatur in den Blutgefäßen. Dadurch werden die Gefäße erweitert. Stickstoffmonoxid wirkt auch als Anti-Thrombozyt. Somit wird das Zusammenklumpen von Blutplättchen verhindert.

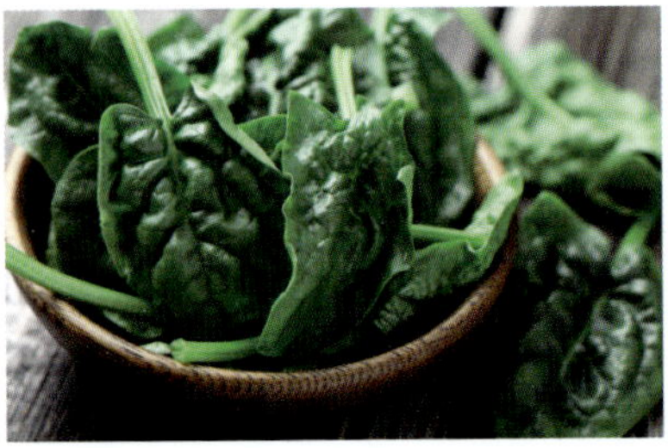

Der Spinat

Außer in den Tropen wird Spinat weltweit angebaut. Unseren heimischen Spinat bekommen wir fast das ganze Jahr über zum Kaufen. Er ist sehr anspruchslos im Anbau- und braucht nur etwas Platz. Im Frühjahr und im Sommer erhalten wir eher zarte Blätter mit dünnen Stielen, im Spätherbst und im Winter sind die Blätter kräftiger und die Stiele wesentlich dicker. Spinat können Sie roh oder gekocht verwenden. Als rohe Variante eignet sich vor allem der Babyspinat. Für Smoothies können Sie auch den kräftigen Wurzelspinat einsetzen. Spinat ist ein wahres Energiepaket von Mineralstoffen, Vitaminen und Spurenelemente. Er ist eines der Lebensmittel mit der höchsten Nährstoffdichte. Denn nur 12 Kalorien finden wir in 100 g, dafür aber eine Fülle von Mikronährstoffen. So beispielsweise der hohe Gehalt an Vitamin C und Beta-Carotin, einen Vitamin-B-Cocktail, Vitamin E und K. Einen besonders hohen Gehalt an Eisen weist er auf, aber auch Kalium, Kalzium, Nitrat und eine Reihe an sekundären Pflanzenstoffen, darunter viele Antioxidantien. Wenn Sie den Spinat in einem feuchten Tuch vorsichtig einwickeln, können Sie ihn im Kühlschrank eine knappe Woche lagern. Waschen Sie den Spinat erst direkt vor der Verarbeitung. Passen Sie auch auf Steinchen und Erdklumpen auf, die gerne am Spinat hängen bleiben.

Der Superfood-Spinat für Ihre Gesundheit

- **Blutbildend**
  Der hohe Gehalt an dem Mineralstoff Eisen gilt als optimale Voraussetzung für die Bildung von neuen Blutzellen.

- **Herzkrankheiten und Gefäßleiden minimieren**
  Krankheiten wie Arteriosklerose und Bluthochdruck können mit der Wirkstoffkombination von Vitamin C, Beta-Carotin, Folsäure und bestimmte Polyphenole eine Verhärtung der Arterien vermeiden. Das Nitrat aus natürlichen Lebensmitteln wird im Körper zur Produktion von Stickstoffmonoxid verwendet. Stickstoffmonoxid ist im Körper unter

anderem für den Sauerstofftransport im Blut zuständig. Als entzündungshemmender und antithrombotischer Stoff erweitert er die Blutgefäße. Wenn also genügend Stickstoffmonoxid durch das aufgenommene Nitrat im Körper ist, ist das Risiko für Thrombose, Herzinfarkt und Schlaganfall minimiert.

- **Schutz vor Diabetes**
  Der hohe Gehalt an Magnesium, zusammen mit kleinen Mengen an Omega-3-Fettsäuren und der Alpha-Linolensäure bewirkt einen gewissen Schutz vor Diabetes. Denn durch diese Kombination wird die Sensibilität der Insulinrezeptoren bewahrt. Das haben Forscher bewiesen.

- **Krebsrisiko wird vermindert**
  Die Glycolipide, die wir auch in anderen Gemüsesorten finden, verhindern, dass sich die Krebszellen teilen und vermehren können. Ein hoher Gehalt an Glycolipiden verhindert also das Wachstum von Krebs. Eine Studie die 1989 von dem Nationalen Krebsinstitut der USA initiiert wurde, zeigte das an einem Darmtumor, dessen Größe innerhalb von kurzer Zeit um 50 Prozent verringert werden konnte. Ähnliche Studien gibt es auch für Haut-, Prostata- und Gebärmutterhalskrebs.

TIPP: Ungespritzten Spinat aus dem Bioladen dürfen Sie nochmals aufwärmen. Verwenden Sie aber konventionelle Ware, die bespritzt wurde, wird Spinat bei dem nochmaligen Aufwärmen durch die Oxalsäure giftig.

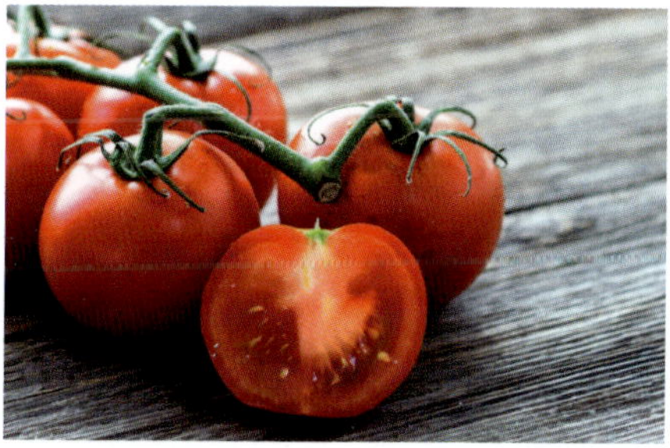

Die Tomate

Kein Gemüse wird in Deutschland so häufig und in diesen Mengen verzehrt wie Tomaten. 25 kg Tomaten sind es pro Kopf und Jahr. Dabei gibt es eine schier unendliche Zahl an Sorten und Arten. Heimische Tomaten kommen ab Juni auf dem Markt. Sie wachsen und gedeihen bis weit in den September hinein. Tomaten kann jeder zuhause selbst züchten. Entweder Sie kaufen sich in der Gärtnerei kleine Pflanzen oder Sie züchten sich die Stecklinge aus Ihren Lieblingstomaten selbst. Dazu müssen Sie nur ein paar Samen aus der Tomate bei Zimmertemperatur trocknen lassen und Ende Februar einzeln in die Erde stecken. Am besten schmecken Tomaten, wenn sie kräftig rot und prall sind und dabei leicht duften. Je mehr Sonne die Tomaten bekommen, desto aromatischer schmecken sie. Durch den großen Wassergehalt der Tomaten entsteht eine enorm hohe Nährstoffdichte. Den 18 Kalorien pro 100 g stehen reichlich Vitamine, Mineralstoffe, sekundäre Pflanzenstoffe, Antioxidantien, Spurenelemente und andere Biostoffe gegenüber.

Wie die Superfood-Tomate Ihre Gesundheit unterstützt:

- **Herzgesundheit**
  Viele Studien haben es bereits bewiesen, dass Tomaten durch die besondere Zusammensetzung von Vitaminen und Mineralstoffen Herz-Kreislauf-Erkrankungen vorbeugen können. Dabei geht es vor allem darum, dass das LDL-Cholesterin gesenkt wird. So kann das Risiko einer Arteriosklerose minimiert werden.

- **Krebsprävention**
  Eine dunkelrote Tomate hat besonders viele Farbstoffe und somit die Antioxidantien in ihrer Frucht. Dazu gehören Beta-Carotin und Lycopin. Beides sind hochwirksame Stoffe bei dem Kampf gegen Krebs. Das meiste Lycopin steckt in den Zellwänden der Tomate. Deswegen kann Lycopin in erhitzter Form besser aufgenommen werden. Die Hitze spaltet die Zellwände auf und das Lycopin ist optimal verwertbar.

- **Immunstärkend**
  Der hohe Gehalt an Vitamin C in der Tomate sorgt dafür, dass das Immunsystem gestärkt wird. Durch Hitze geht viel Vitamin C verloren. Deshalb sollten Sie einen Teil der Tomaten auch immer roh verzehren.

TIPP: Essen Sie keine grünen Tomaten. An den grünen Stellen sitzt Solanin. Dieses wird erst bei der vollkommen reifen Tomate abgebaut. Verwenden Sie keine angeschimmelten Tomaten. Werfen Sie bei Schimmel immer die ganze Frucht weg.

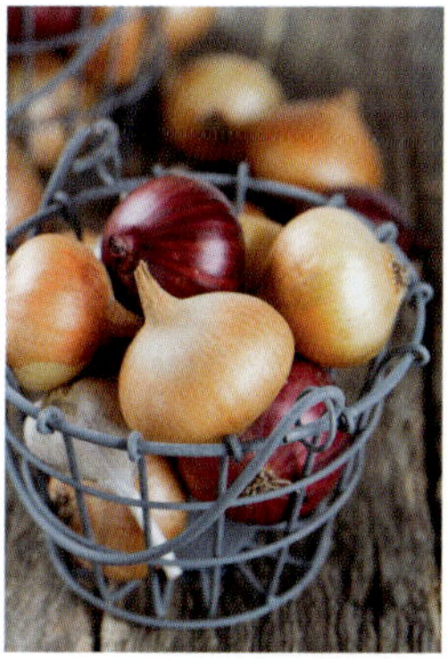

Die Zwiebel

Zwiebeln werden schon seit 5.000 Jahren als Heil-, Gewürz- und Gemüsepflanze angebaut. In der Volksheilkunde wird der Saft aus Zwiebeln mit Honig versetzt und getrunken. Erfolgreich werden damit Husten und Keuchhusten, Bronchitis und Asthma behandelt. Eingesetzt wird der Saft auch bei Magen- und Darmbeschwerden, zur Stärkung des Immunsystems und zur Kreislaufstabilisation. Die positiven Wirkungen werden den antioxidativen Schwefelverbindungen der Zwiebel zugeordnet. Sie können in einem länglichen Blumenkasten Ihre eigenen Zwiebeln anbauen. Setzen Sie im März Ihre Stecklinge in die Erde, dann können Sie im Herbst ernten. In den Läden gibt es frische heimische Zwiebeln ab Juli zu kaufen. Die Züchtungen haben es mittlerweile auf über 300 Sorten gebracht. Zwiebeln können in ihrer Schale gut gelagert werden. Dunkel und kühl haben Sie den ganzen Winter etwas davon. Die Inhaltsstoffe, die die Zwiebeln so unvergleichlich machen, sind die schwefelhaltigen Aminosäureverbindungen, die freigesetzt werden, wenn die Zwiebel geschnitten wird. Wir finden hier die Vitamine B_6, Biotin, Folsäure und Niacin, Vitamin C und E. Bei den Mineralstoffen sind es vor allem Kalium, Eisen, Magnesium, Zink und Selen. Sekundäre Pflanzenstoffe und Antioxidantien runden die Zusammensetzung ab.

Die Superfood-Zwiebel für Ihre Gesundheit:

- **Schutz vor Herzkrankheiten**

  Quercetin, ein Farbstoff aus der Gruppe der Polyphenole, ist mit einer antioxidativen und entzündungshemmenden Wirkung ausgestattet. Er hilft, den Blutdruck zu senken und Cholesterinansammlungen in Form von Arteriosklerose zu verhindern. Somit sind die Blutgefäße geschützt.

- **Stärkung des Immunsystems**
  Der sekundäre Pflanzenstoff Polyphenol stärkt das Immunsystem und schützt den Körper vor freien Radikalen. Gleichzeitig verbessert Selen die Immunabwehr und die antibakteriellen Eigenschaften der Zwiebel schützen zusätzlich vor Infektionen. Zwiebeln helfen auch, allergische Reaktionen zu reduzieren, indem sie die Histaminausschüttung im Körper verhindern.

- **Besserung von Atemwegserkrankungen, wie Husten, Bronchitis und Asthma**
  Zwiebeln helfen, die Symptome von Atemwegserkrankungen zu verbessern. Das Quercetin entspannt die Atemwegsmuskulatur und lindert dadurch die Symptome, wie Husten, Reizhusten und Stridor. Der Schwefelgehalt wirkt entzündungshemmend und hilft zusätzlich, die Symptome zu lindern.

Kräuter und Gewürze

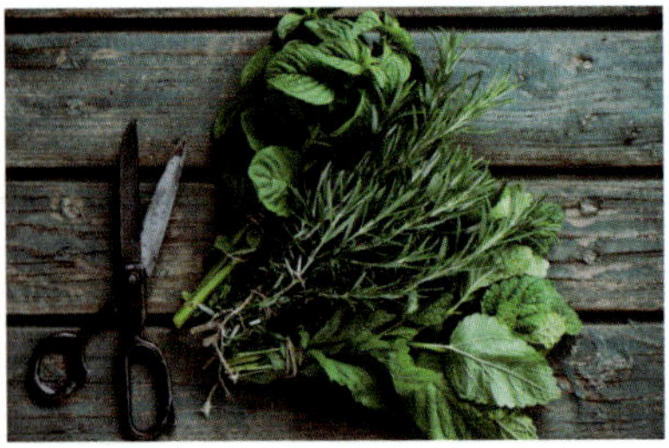

Die grünen Kräuter

Grüne Kräuter, wie Basilikum, Bärlauch, Koriander, Pfefferminze, Petersilie oder Rosmarin werden sowohl als Gewürzkräuter in der Küche verwendet wie auch als Heilkräuter, beispielsweise in Form von Tee angewandt. Die grünen Kräuter erkennt man nicht nur an ihrem Aussehen, sondern ganz besonders an ihrem Geruch. Sie besitzen wertvolle ätherische Öle, die in der Aromatherapie Anwendung finden. Als heimisches Superfood verwenden wir aber die gesamte Pflanze, die über der Erde wächst. Hier den Stiel zu entfernen wäre schade, denn die wichtigen Inhaltsstoffe verteilen sich über das ganze Gewürz. Manche Kräuter sind winterhart, andere dagegen sehr empfindlich. Damit Sie auch im Winter auf die wertvollen Inhaltsstoffe zurückgreifen können, sollten Sie Ihre heimischen Kräuter rechtzeitig ernten, waschen, trocken schleudern und grob hacken. Füllen Sie Ihre Kräuter in kleine Schälchen und frieren Sie sie ein. So haben Sie einen wunderbaren Vorrat. Natürlich besteht auch die Möglichkeit, sich im Winter die kleinen Blumentöpfe auf die Fensterbank zu stellen. Meistens kommen diese zwar aus heimischen Landen, aber gezüchtet wurden sie natürlich im Gewächshaus. In unseren Kräutern finden wir wichtige Mikronährstoffe.

Die sekundären Pflanzenstoffe, wie Polyphenol, Flavonoid, Lutein, Zeaxanthin und Cryptoxanthin sowie Beta-Carotin, sind hier reichlich vorhanden. In Kräutern lässt sich ein erheblicher Vitamin-B-Cocktail aus B_1, B_2, B_6, Folsäure, Pantothensäure, Biotin und Niacin, dazu Vitamin A, K, E und C nachweisen. An wichtigen Mineralstoffen findet man Kalium, Magnesium und Mangan. Dieser Mix macht die Kräuter so unverzichtbar und gesund. Natürlich ist jedes der Küchenkräuter einzigartig. Deshalb werden an dieser Stelle die Eigenschaften genannt, die alle Küchenkräuter gemeinsam haben.

Das können die Superfood-Kräuter für Ihre Gesundheit tun:

- **Starke Knochen und Gelenke**
  Der hohe Gehalt an Vitamin K hilft dabei, dass Knochen und Gelenke nicht brechen. Wissenschaftler haben festgestellt, dass es signifikante Unterschiede gibt, ob jemand täglich und dabei eine große Menge an Kräutern isst. Das Risiko ist umso kleiner, je mehr und je öfter man bei Kräutern und anderen grünen Salaten zugreift.

- **Hemmen von Keimen**
  Küchenkräuter enthalten schützende Flavonoide, die in Kombination mit den enthaltenden ätherischen Ölen eine antibakterielle Wirkung besitzen. Kräuter helfen mit ihren antiinfektiösen Funktionen verschiedenste pathogene Bakterien, wie beispielsweise Staphylococcus, Enterococci, Shigella und Pseudomonas, zu hemmen.

- **Schutz vor Entzündungen**
  In den Küchenkräutern finden wir eine große Menge an E-Beta-Caryophyllen (BCP). Diese sind sehr nützlich bei entzündlichen Arthritis oder Darmerkrankungen. Das BCP ist eines der wenigen natürlichen Wirkstoffe, das die körpereigenen Cannabinoid-Rezeptoren stimulieren kann. Dadurch können die Entzündungssignale blockiert werden. Es kommt also nicht zu einer entzündlichen Reaktion.

- **Verringerte Hautalterung – schöne Haut**
  Küchenkräuter sind ein ausgezeichnetes Hautverjüngungsmittel. Dabei helfen sie, die Giftstoffe aus dem Blut zu beseitigen, also das Blut zu reinigen. So können Akne und Pickel nicht ausbrechen. Werden getrocknete Küchenkräuter, wie Petersilie oder Basilikum, gerieben und auf das Gesicht aufgetragen, verbessert sich die Gesichtshaut signifikant.

- **Zellschutz**
  Küchenkräuter besitzen antioxidative Eigenschaften. Die einzigartige Anordnung der Flavonoide schützt die Zellen. In Studien konnte nachgewiesen werden, dass an weißen Blutkörperchen die Chromosomen und Zellstrukturen vor Oxidantien und Strahlenschäden geschützt sind. Das beugt der Zellalterung und Zelltod vor.

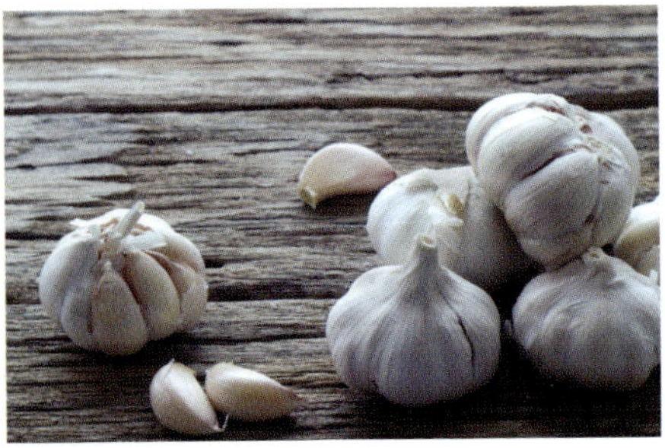

Der Knoblauch

Eine kleine Knolle mit großem Geschmack und noch mehr Inhalt. Er gilt als ein Tausendsassa. In der Volksheilkunde ist er seit Jahrhunderten nicht mehr wegzudenken. Knoblauch stärkt das Immunsystem, hilft bei Infektionen, stärkt das Herz und die Gefäße, unterstützt die Gewichtsreduktion und hilft bei Diabetes, Krebs und Gefäßerkrankungen. Die meisten der gesundheitlichen Vorteile stammen ursächlich aus dem nicht zu verwechselndem Geschmack und Geruch. Frischer, heimischer Knoblauch wird im September geerntet. Danach werden die Knollen getrocknet. Sie können ihn aber auch selbst anbauen. Knoblauch ist sehr genügsam und wächst auch auf der Fensterbank. Neben den Vitaminen B_1, B_6, Folsäure, Biotin und Niacin finden wir im Knoblauch auch Vitamin C, Eisen, Selen, Kalzium, Mangan und Magnesium. Die Vielfalt der Mikronährstoffe gleicht in etwa der, die im menschlichen Körper vorkommt. Somit können wir auch sekundäre Pflanzenstoffe und Antioxidantien finden. Für den Geruch und Geschmack sind unter anderem Allicin, Thiacremonon und Allylcysteinsulfid verantwortlich.

Das kann der Superfood-Knoblauch für Ihre Gesundheit tun:

- **Natürliches Antibiotikum**
  Knoblauch hilft bei in der Behandlung von Erkältungen, Husten und Bronchitis bis zur Mandelentzündung, denn er wirkt als natürliches Antibiotikum. Die Schwefelverbindungen entgiften den Körper und stärken das Immunsystem. Knoblauch ist in der Lage, die Produktion der Aminosäure Glutathion anzuregen. Glutathion wirkt als Entgifter und als starkes Antioxidans. Somit ist der Körper vor freien Radikalen geschützt.

- **Senkt den Blutdruck**
  Adenosin im Knoblauch wirkt als Entspannung der glatten Muskulatur. Dadurch scheint sich der Blutdruck zu senken.

- **Blutreinigung**
  Knoblauch hilft, Arteriosklerose zu verhindern. Damit es zu keiner Cholesterinansammlung kommt, gibt es sogenannte Scordinine im Knoblauch. Ajoen, ein Zersetzungsprodukt des Allicin, schützt die Blutplättchen vor dem Zusammenklumpen. Das Blut wird dadurch verdünnt, die Gefäße gereinigt und vor lebensgefährlichen Thromben geschützt.

- **Schutz vor Parasiten**
  Mikroben, wie Würmer, Parasiten, Pilze und Hefen können sich im Körper nicht vermehren und werden abgetötet. Dafür sorgt auch hier das Ajoen. In Laborstudien konnte gezeigt werden, dass große Mengen an frischen Knoblauch im Stande sind, die häufigste Form von Darm-Parasiten, den sogenannten Ascaris lumbricoides, abzutöten.

TIPP: Sie können den frischen Stiel der Knoblauchzehe wie eine Frühlingszwiebel verwenden. Verwenden Sie die Knolle und den Stiel roh, dann erhalten Sie auch alle Enzyme, die nicht hitzebeständig sind.

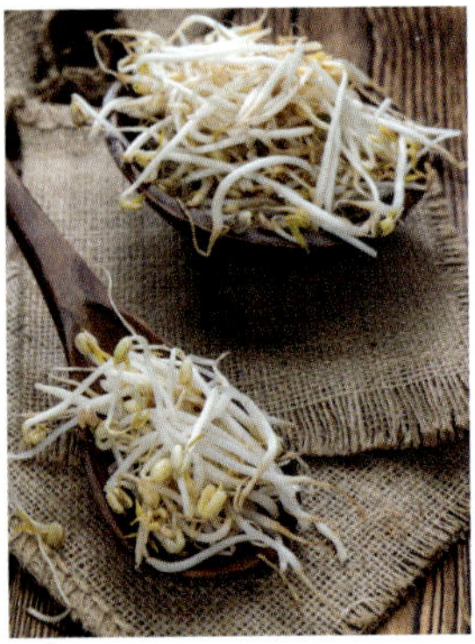

Die Sprossen

Sprossen gibt es wie bei den Küchenkräutern auch von fein bis würzig oder sogar scharf. Sie gelten in der Küche als lebendiges Lebensmittel, denn auch nach dem Ernten wachsen sie weiter. Sobald ein Samen zu Keimen beginnt, wird die Anzahl der Vitalstoffe vervielfacht. Sie können fertige Sprossen als Einzelprodukt oder als Sprossenmischung kaufen. Achten Sie hier auf die besondere Frische und verbrauchen Sie die Ware bald. Sie können aber Ihre Sprossen jederzeit auch selbst züchten. Dafür brauchen Sie nur ein Keimgerät, die Samen und drei Tage Geduld. Besonders gut und schnell keimen Linsen und Brokkolisamen. Diese sind unter den Sprossen die hochwertigsten. Und pfeffrig gut schmecken sie auch noch. Halten Sie die Schalen nicht zu feucht, denn dann schimmeln Ihre Keime, bevor Sie sie ernten können.

Sprossen sind reich an Enzymen und bieten einen reichlichen Vitamin-B-Cocktail. Außerdem finden wir Beta-Carotin, Vitamin C und E und eine Reihe von Mineralstoffen, wie Eisen, Kalzium und Phosphor. Einige Sprossen enthalten auch Glukosinolate, einen sekundären Pflanzenstoff, der als Krebsabwehr bekannt ist.

Natürlich ist jede Sprossenart einzigartig. Deshalb werden an dieser Stelle die Eigenschaften genannt, die viele Sprossen gemeinsam haben.

Das können die Superfood-Sprossen für Ihre Gesundheit tun:

- **Cholesterinsenkung**
  Sprossen sind gut für das Herz, denn sie helfen, das Gesamtcholesterin und das LDL-Cholesterin zu senken.

- **Senken des Blutzuckerspiegels**
  Sprossen können den Blutzuckerspiegel senken. Dadurch kann die generelle Insulinzufuhr aus der Bauchspeicheldrüse gedrosselt werden. Das entlastet die Bachspeicheldrüse und reduziert das Risiko, an Diabetes zu erkranken.

- **Schutz für den Verdauungstrakt**
  In den Sprossen sind bestimmte Enzyme enthalten, die Entzündungen im Magen-Darm-Trakt verbessern können. Die Studien dazu weisen darauf hin, dass dazu eine tägliche, nicht unerhebliche Menge an Sprossen nötig ist.

Öle und Fette

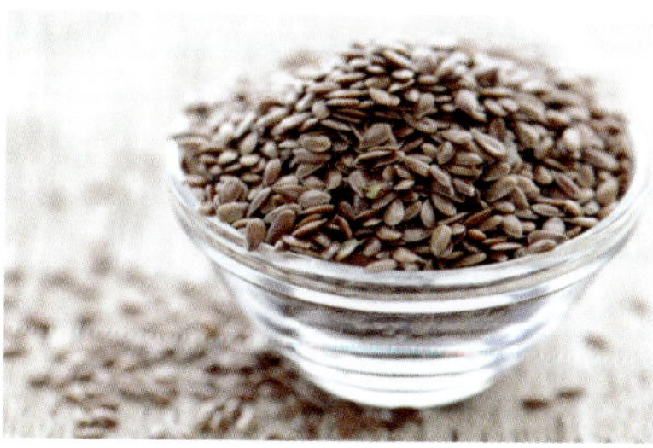

Der Leinsamen

Leinsamen ist eine alte Nutzpflanze. Aus ihr wird Leinen für Textilien herstellt und sie bringt die unvergleichlich wertvollen, kleinen braunen oder goldenen Samenkörner hervor. Leinsaat oder Leinsamen bestehen zu 60 Prozent aus Fett. Ein großer Anteil dieses Fettes sind die wichtigen pflanzlichen Omega-3-Fettsäuren. Zudem decken sie ein weites Spektrum an Antioxidantien, B-Vitaminen, Vitamine A, D und E, sekundären Pflanzenstoffen, wie Phytoöstrogene sowie Mineralstoffen, wie Kalium, Kalzium, Selen, Mangan, Eisen, Magnesium und Zink ab. Die kleinen Samen kann man gut lagern. Wenn sie aber geschrotet sind, fangen sie sofort an zu oxidieren.

Die extrem empfindlichen Linol- und Linolensäuren zersetzen sich und die Samen werden ranzig und schmecken bitter. Deshalb sollten Sie verarbeitete Leinsamen und auch frisch gepresstes Leinöl schnell verwerten. Obwohl die Nährstoffdichte wegen des hohen Kaloriengehalts von fast 600 nicht optimal ist, gehört die Leinsaat wegen ihrer Einzigartigkeit in die erste Riege der Superfoods.

Das kann der Superfood-Leinsamen für Ihre Gesundheit tun:

- **Schutz für Herz und Kreislauf**
  Leinsamen ist sehr ballaststoffreich und hat einen hohen Gehalt an Alpha-Linolensäure. Das sind Garanten für die Verminderung von Arteriosklerose und somit auch für Herzkrankheiten. Sowohl der Gesamtcholesteringehalt wie auch der Gehalt an LDL-Cholesterin werden gesenkt. Die Thrombosegefahr wird verringert und somit reduziert sich auch das Risiko für Herzinfarkt und Schlaganfall.

- **Blutzuckerregulierung und Schutz vor Diabetes**
  Die Blutzuckerwerte werden stabilisiert. Antioxidantien verringern die Insulinresistenz und schützen dadurch vor der Entstehung von Diabetes. Gleichzeitig haben Leinsamen einen sehr niedrigen glykämischen Index. Dadurch wird der Blutzuckerspiegel nur langsam erhöht wird. Gefährliche Blutzuckerspiegelschwankungen können verhindert werden. Aufgrund der zahlreichen Ballaststoffe sorgt der Leinsamen für ein anhaltendes Sättigungsgefühl.

- **Entzündungsschutz**
  Die antioxidative und entzündungshemmende Wirkung der Leinsamen wirkt sowohl gegen den oxidativen Stress, der die Zellen schädigt, wie auch gegen andere Entzündungen im Körper.

- **Fördert die Verdauung und schützt den Darm**
  Der Leinsamen besitzt einen hohen Ballaststoffgehalt. Er bildet Schleimstoffe und verzögert dadurch die Abgabe des Mageninhalts an den Dickdarm. Die Aufnahme der Nährstoffe wird dadurch verbessert. Die Lignane in dem Leinsamen senken das Risiko für die Entstehung von Dickdarmkrebs.

- **Unterstützung für den weiblichen Hormonhaushalt**
  Die Phytoöstrogene haben eine östrogenähnliche Wirkung. Sie fördern die Menstruation und die Kontraktion der Gebärmutter. Deshalb sollte in den ersten Schwangerschaftswochen auf Leinsamen verzichtet werden, um eine Frühgeburt zu vermeiden. Später unterstützen die Leinsamen die Schwangerschaft. Sie regen die Wehen an und können die Geburt beschleunigen. In den Wechseljahren der Frau helfen sie, die Symptome, wie Hitzewallungen, Stimmungsschwankungen und Nachtschweiß zu verbessern. Sie unterstützen den hormonell bedingten Knochenschwund und die vaginale Trockenheit.

TIPP: Trinken Sie immer ausreichend, wenn Sie Leinsamen verwenden. So unterstützen Sie zusätzlich alle Funktionen.

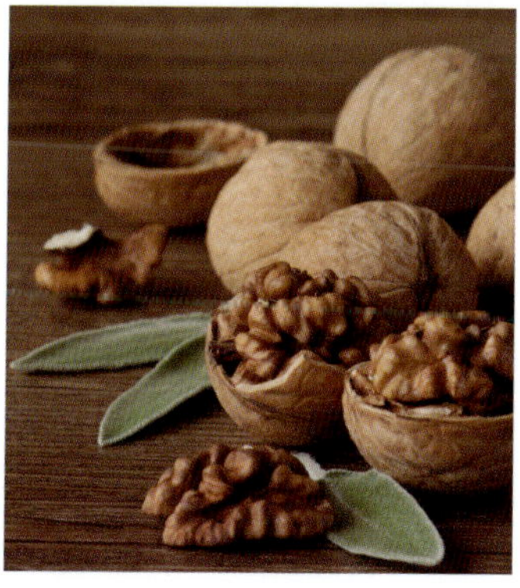

Walnüsse und Mandeln

Sehr beliebt als Snack sind Walnüsse und Mandeln. Besonders frisch schmecken sie, wenn sie für den Genuss frisch geknackt werden. Dann sind noch alle wertvollen Inhaltsstoffe enthalten und sie sind noch nicht oxidiert. Gemeinsam ist allen Nüssen der hohe Energiegehalt von ca. 600 Kalorien je 100 g Nüsse. Doch in der Zwischenzeit konnte durch wissenschaftliche Untersuchungen belegt werden, dass eine nussreiche Ernährung sowohl das Risiko für Diabetes mellitus wie auch für Herzkrankheiten senken kann. Sogar zum Abnehmen ist sie besser geeignet als eine fettarme Diät. Je nach Nusssorte sind die wichtigen Mikronährstoffe etwas unterschiedlich gelagert. Doch alle besitzen einen hohen Gehalt an den Vitaminen A, B_1, B_2, Niacin, Panthothensäure und Vitamin C. Sie enthalten viele Mineralstoffe, wie Kalium, Kalzium, Magnesium, Phosphor, Eisen und Zink.

Als Inhaltsstoffe sind auch die Alpha-Linolensäure und die Omega-3-Fettsäuren vorhanden. Sekundäre Pflanzenstoffe und Antioxidantien vervollständigen das Bild. Bei Mandeln gibt es süße und bittere Mandeln. Beide wachsen an einem Baum. Die Bittermandel enthält etwas Blausäure und wird deshalb nur in kleinen Mengen abgegeben. Achten Sie darauf, dass Ihre Nüsse immer trocken gelagert werden. Bei feuchter Luft können sich leicht Schimmelpilze ansiedeln. Dabei entstehen die krebserregenden Aflatoxine. Prüfen Sie die Qualität Ihrer Nüsse, bevor Sie die genießen.

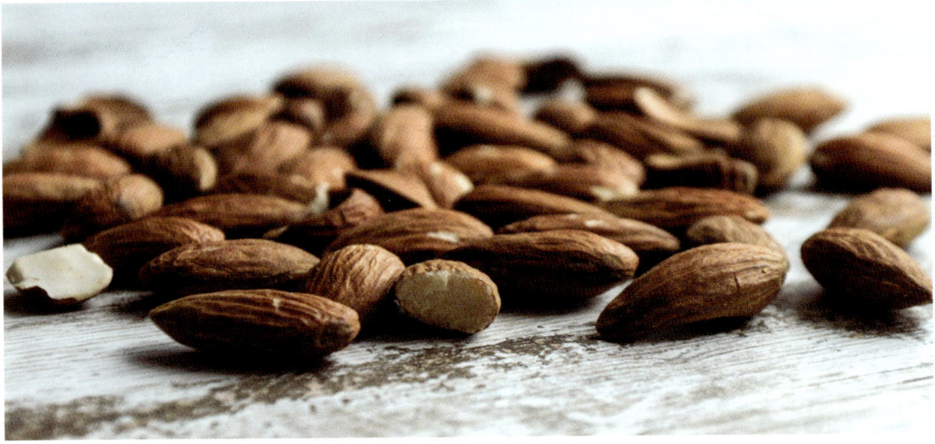

Das können Walnüsse und Mandeln für Ihre Gesundheit tun:

- **Nahrung für das Gehirn**
  Nüsse sind eine wichtige Nährstoffquelle, die die Entwicklung und die Gesundheit des menschlichen Gehirns unterstützt. Sie verbessern die

geistige Leistungsfähigkeit und sollten deshalb für Kinder während des Wachstums auf dem Speiseplan stehen. Nüsse enthalten Riboflavin und L-Carnitin. Beides sind Nährstoffe, die für das Gehirn überlebenswichtig sind. Die Gehirnaktivität wird erhöht und dadurch können neue Nervenbahnen gebildet werden. Dies wiederum verringert das Risiko und auch das Fortschreiten von Alzheimer-Demenz. Nüsse und Nussöl können die allgemeine Gesundheit und die Funktionen des gesamten Nervensystems steigern.

- **Stärkung für Herz und Kreislauf**
  In den Nüssen sind Inhaltsstoffe enthalten, die für die Gesundheit des Herzens sehr wichtig sind. Vitamin E als starkes Antioxidans kann Schäden an den Arterienwänden verhindern. Nüsse sind in der Lage, die C-reaktiven Proteine zu reduzieren. Sie sind die Ursache für Entzündungen in den Arterien. Kalium hilft, den Blutdruck zu regulieren, Magnesium vermeidet durch Entspannung die Entstehung von Herzinfarkten. Folsäure unterstützt die Senkung von Homocystein, das für die Fettablagerungen in den Arterien verantwortlich ist. Die ungesättigten Fette unterstützen dabei, den LDL-Cholesterinspiegel zu senken und gleichzeitig den HDL-Cholesterinspiegel zu erhöhen.

- **Entzündungshemmer**
  Für die Gesundheiterhaltung des Körpers sind Fette lebensnotwenig. Bestimmte Fette sind essenziell. Diese müssen über die Ernährung aufgenommen werden. Nüsse enthalten zwei essenzielle Fettsäuren, die Linolsäure und Linolensäure. Diese Fettsäuren werden benötigt, um Entzündungen im Körper zu reduzieren. Das können Entzündungen der Gelenke sein, der Organe oder der Blutgefäßen.

TIPP: Kaufen Sie heimische Walnüsse und Mandeln direkt nach der Ernte. Die noch nicht behandelten Nüsse schmecken besonders gut und sind meist sehr preiswert. Zum Lagern benötigen Sie einen trockenen Raum. Bis die Nüsse ganz getrocknet sind, sortieren Sie sie einmal in der Woche aus.

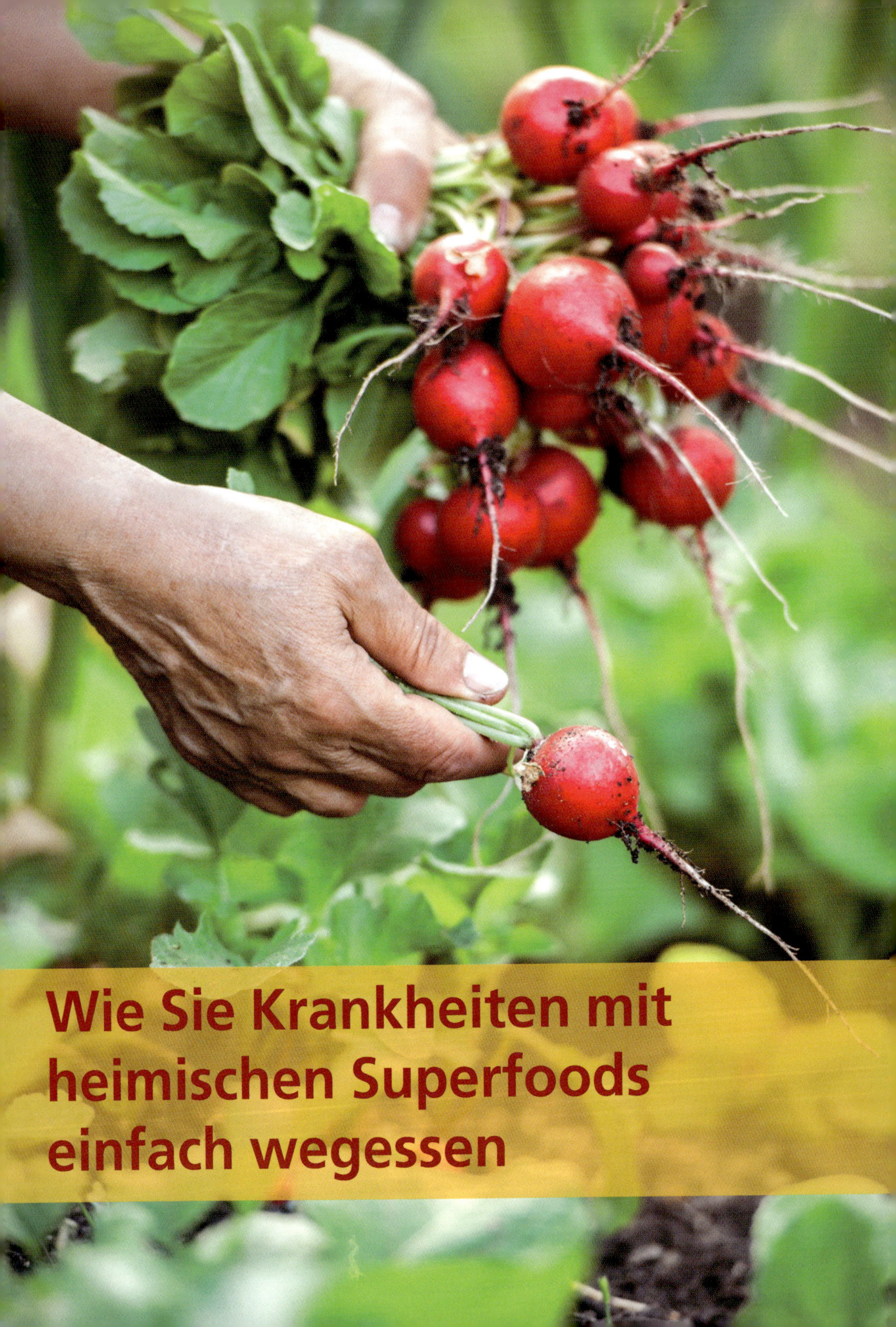
Wie Sie Krankheiten mit
heimischen Superfoods
einfach wegessen

Arthrose

Arthrose ist die häufigste Gelenkerkrankung. Es kommt dabei zu einer Zerstörung der Knorpelmasse mit anschließenden Gelenkdeformationen. Die zwei Leitsymptome sind die eingeschränkte Beweglichkeit meist mit Schmerzen und der Anlaufschmerz. Dieser tritt besonders in der Anfangsphase der Krankheit auf. Häufig werden Hüft- und Kniegelenke befallen sowie Hände und Füße. Die Risikofaktoren sind altersbedingte Abnutzungserscheinungen, Übergewicht, Stoffwechselerkrankungen, Fehlstellungen von Gelenken, einseitige Belastungen durch körperliche Arbeit oder Sport bzw. Entzündungen im Bewegungsapparat.

Das sind die wichtigsten heimischen Superfoods bei Arthrose:

- Hagebutte
- Blattsalate
- Kohl, besonders Grünkohl, Rosenkohl und Kohlrabi
- Grüne Kräuter

Augenerkrankungen

Die Augen sind sehr sensible Organe. Der Sehvorgang ist ein komplizierter Prozess, der viele Störfelder besitzt. Stoffwechsel, Allergien, Infekte, toxische Belastungen oder auch oxidativer Stress können diese Störfelder sein und Augenerkrankungen hervorrufen. Typische Augenerkrankungen sind Bindehautentzündung, grauer Star, grüner Star, Makuladegeneration oder Nachtblindheit. Bei allen Augenkrankheiten stehen antioxidative Nährstoffe im Vordergrund.

Das sind die wichtigsten heimischen Superfoods bei Augenerkrankungen:

- Aprikose
- Kohl
- Möhre

Möhren-Aprikosen-Chutney

Zutaten:

3 große Möhren
5 frische Aprikosen oder
75 g getrocknete Aprikosen – vorher 1 Stunde einweichen
1 Zitrone

1 EL Sesamöl
½ TL Ingwer frisch oder gemahlen
½ TL Kurkuma gemahlen
½ TL Kreuzkümmel gemahlen
2 EL Honig

Zubereitung:
Möhren waschen und bürsten, mit einer Reibe grob zerkleinern.
Die Gewürze im Sesamöl anbraten. Die Möhren hinzufügen und mit dem Saft der Zitrone ablöschen.
Wenn alles halbweich ist, werden die in kleine Würfel geschnittenen Aprikosen dazugegeben.
Köcheln, bis alles eine sämige Mischung mit leichtem Biss ergibt. Dabei mehrfach umrühren.
Zum Schluss den Honig unterrühren.
Im Kühlschrank erkalten lassen.
Schmeckt als Brotaufstrich oder zu Pellkartoffeln.

Darmerkrankungen

Darmerkrankungen hängen in den meisten Fällen direkt mit der Ernährung zusammen, in einigen Fällen aber auch mit der Psyche, wie bei dem Reizdarmsyndrom. Eine Darmerkrankung ist es bereits, wenn Funktionen nur noch eingeschränkt oder nicht optimal ablaufen. Völlegefühl, Blähungen, Durchfall oder Verstopfung sind solche Krankheiten. Wird dagegen nichts unternommen, können sich entzündliche Erkrankungen bilden, wie Colitis ulcerosa oder Morbus Crohn. Eine Darmsanierung mit Aufbau der Darmschleimhaut und die Optimierung und Kräftigung der Darmflora stehen immer im Vordergrund einer Therapie. Eine solche Therapie ist ohne die richtige Ernährung sinnlos.

Das sind die wichtigsten heimischen Superfoods bei Darmerkrankungen:

- Apfel
- Birne
- Hagebutte
- Weintrauben
- Heidelbeere
- Möhren

- Pilze
- Sprossen
- Spinat
- Leinsamen
- Küchenkräuter

Diabetes mellitus

Eine der häufigsten chronischen Erkrankungen ist Diabetes mellitus. Immer mehr und immer früher bekommen die Menschen diese Zuckerkrankheit. Die Ursache von Diabetes mellitus Typ II ist eine übermäßige Nahrungsaufnahme bei gleichzeitig geringem Energieverbrauch, bei der die betroffenen Zellen der Bauchspeicheldrüse permanent überfordert werden. Wichtig ist, dass die Funktion der insulinproduzierenden Zellen der Bauchspeicheldrüse so lange wie möglich zu erhalten bleibt. Denn die Folgeerkrankungen sind dramatisch: Arteriosklerose, Herzinfarkt, Erblindung, Amputationen und Nierenversagen.

Das sind die wichtigsten heimischen Superfoods bei Diabetes mellitus:

- Apfel
- Spinat
- Heidelbeeren
- Sprossen
- Hülsenfrüchte
- Leinsamen

Dhal aus Linsen

Zutaten:

200 g Tellerlinsen
2 TL Olivenöl
1 TL Fenchelsamen
Salz, Pfeffer
etwas Kresse

Zubereitung:

Das Olivenöl erhitzen und die Fenchelsamen anbraten.
Nach eine Minute die verlesenen, gewaschenen Linsen und ½ Liter Wasser vorsichtig angießen. Die Linsen sollen gut mit Wasser bedeckt sein. Ungefähr 30 Minuten köcheln. Wenn die Linsen weich sind, etwas salzen und pfeffern.
Das Dhal mit der abgeschnittenen Kresse servieren.

Demenz

Demenz ist eine typische Alterserkrankung. Die zwei häufigsten Formen sind die Alzheimer-Demenz und die vaskuläre Demenz, die auf eine Durchblutungsstörung des Gehirns zurückzuführen ist. Die Risikofaktoren bei dieser Form sind unter anderem Bluthochdruck, Diabetes mellitus oder Störungen des Fettstoffwechsels. Typische Störungen bei Demenz betreffen zunächst das Kurzzeitgedächtnis und das Denkvermögen. Ursache ist eine ständige Verminderung von Gehirnzellen. Theorien, worauf das zurückzuführen ist, gibt es viele. Im Verdacht stehen genetische Disposition, toxische Metallbelastungen, Störungen im Mitochondrienstoffwechsel etc. Für eine frühzeitige Vorbeugung wird zu einem gesunden Lebensstil und zur Vermeidung der Risikofaktoren geraten. Denn wenn der Gedächtnisverlust schon begonnen hat, ist er nur sehr schwer beeinflussbar.

Das sind die wichtigsten heimischen Superfoods bei der Demenz-Vorsorge:

- Weintrauben
- Rote Bete
- Walnüsse und Mandeln

Rote-Bete-Salat mit Trauben und Walnüssen

Zutaten:

200 g Sauerrahm
1 EL Meerrettich
400 g rote Bete
einige Salatblätter
Saft von ½ Orange
Salz, Pfeffer
150 g grüne Tauben
1 EL gehackte Walnüsse

Zubereitung:

Salatsoße herstellen aus dem Sauerrahm, dem Orangensaft, dem Meerrettich, Salz und Pfeffer.
Rote Bete waschen und bürsten und direkt in die Salatsoße hineinraspeln und mischen. Dazu Einweghandschuhe anziehen!
Weintrauben halbieren.
Die Rote-Bete-Frischkost auf einem Salatblatt anrichten und mit den Nüssen garnieren.

Herz-Kreislauf-Erkrankungen

Die Nummer 1 der Todesursachen ist auf viele Ursachen und etliche Risikofaktoren zurückzuführen. In vielen Fällen ist eine Gefäßveränderung, eine Arteriosklerose, schuld an Herzinfarkt, Hirnschlag oder koronaren Herzerkrankungen. Eine Arteriosklerose wiederum lässt sich auf veränderte und gestörte Stoffwechselvorgänge, Entzündungen oder oxidative Prozesse zurückführen. Auslöser sind oft die bekannten Risikofaktoren, wie Rauchen, Übergewicht, Bewegungsmangel und die moderne Ernährungsweise. Diese komplexe Zusammenführung von Ursachen und Risiken kann man nur überwinden, wenn man seinen Lebensstil verändert. Je früher man damit beginnt, desto länger wird man beschwerdefrei leben können. Wenn bereits Erkrankungen vorhanden sind, sollte der Lebensstil sofort verändert und alle Risikofaktoren ausgeschlossen werden.

Das sind die wichtigsten heimischen Superfoods bei Herz- Kreislauf-Erkrankungen:

- Apfel
- Aprikose
- Heidelbeere
- Kirsche
- Weintraube
- Pfirsich
- Blattsalat
- Hülsenfrüchte
- Möhren
- Pilze
- Spinat
- Tomate
- Zwiebel
- Knoblauch
- Leinsamen
- Walnüsse und Mandeln

Zwiebelsalat mit Pfirsichen

Zutaten:

3 EL Olivenöl
Saft von ½ Zitrone
Salz, Pfeffer
etwas Honig
2 Gemüsezwiebeln
2 Pfirsiche
1 Hand voll schwarze Oliven

Zubereitung:

Das Salz in dem Zitronensaft auflösen. Das Öl unterrühren, mit Pfeffer und Honig abschmecken.
Die Zwiebeln schälen und in hauchdünne Streifen schneiden oder hobeln.
Die Pfirsiche vorsichtig waschen und in Spalten schneiden.

Pfirsiche und die Zwiebeln mit der Salatsauce mischen. Mit den entsteinten, halbierten Oliven garnieren und den ganzen Salat vor dem Servieren 20 Minuten durchziehen lassen.

Krebs

Studienergebnisse zeigen immer wieder den Zusammenhang zwischen Krebs, Lebensstil und Ernährung auf. Mögliche Ursachen für ein unkontrolliertes Zellwachstum sind ionisierende Strahlen, chemische Schadstoffe und Onkoviren. Stehen diese Faktoren in einem ungünstigen Verhältnis mit Genetik, Alter, Erkrankung und Psyche der Patienten, kann Krebs ausgelöst werden. Eine Rolle spielen auch die Risikofaktoren wie Tabakkonsum, Lebensmittelzusatzstoffe, Alkohol, Medikamente und Umweltverschmutzung. Bei so vielen Risiken und Faktoren ist eine rechtzeitige Prävention sinnvoll. Dabei sollten Sie die Lebensmittel bevorzugen, die Krebsrisiken weitgehend minimieren können. Das sind vor allem frische und naturbelassene Lebensmittel. Für Krebspatienten sind diese Lebensmittel als Sekundärprävention sinnvoll. Sie können damit die Nebenwirkungen von konventionellen Therapien, wie Chemo- und Strahlenbehandlung verbessern und das Risiko für Rückfälle und Komplikationen verringern.

Das sind die wichtigsten heimischen Superfoods bei Krebs und Krebsvorsorge:

- Aprikose
- Blattsalat
- Paprika
- Tomate
- Heidelbeere
- Kohl
- Pilze
- Sprossen
- Kirsche
- Möhre
- Spinat
- Leinsamen

Marinierter Champignon-Salat

Zutaten:

500 g frische, kleine weiße, noch völlig geschlossene Champignons
100 ml Olivenöl
50 ml Weinessig
2 EL Kapern

1 Prise Cayennepfeffer
Salz, Pfeffer
100 g Rucola-Salat
1 rote Paprika in ganz feine Ringe geschnitten

Zubereitung:
Die Pilze sorgfältig waschen und ganz fein schneiden.
Aus Öl, Essig Cayennepfeffer und Kapern eine Marinade rühren und abschmecken.
Die Marinade über die Pilze gießen und alles leicht vermengen. Ein bis zwei Stunden kühlstellen.
Den Rucola waschen und auf einem Teller verteilen. Darauf die marinierten Champignons verteilen und mit den Paprika-Ringen dekorieren.

Osteoporose

Diese Störung im Knochenstoffwechsel mit dem Verlust der Elastizität der Knochen ist eine schmerzhafte und stark beeinträchtigende Krankheit. Die Abnahme der Knochendichte mit der Folgeerscheinung von Frakturen nimmt ab dem 60. Lebensjahr massiv an Bedeutung zu. Es gibt einige Risikofaktoren, wie genetische Disposition, Einnahme von Kortisonpräparaten, Bewegungsmangel oder Mangelernährung. Bei Frauen, die wesentlich häufiger an dieser Krankheit leiden, kommen erschwert die hormonellen Veränderungen ins Spiel. Nach der Menopause bauen die Knochen zusätzlich mehr Substanz ab als auf. Eine frühzeitige Prävention im Kindes- und Jugendalter ist extrem wichtig. Doch eine sinnvolle Ernährungsumstellung ist zu jeder Zeit empfehlenswert.

Das sind die wichtigsten heimischen Superfoods bei Osteoporose:

- Weintrauben
- Küchenkräuter
- Blattsalat
- Leinsamen
- Kohl

Rheuma

Der Oberbegriff Rheuma bezieht sich meist auf ziehende Schmerzen des Bewegungsapparates. Zu den rheumatischen Erkrankungen gehören auch Arthritis, Arthrose und Fibromyalgie. Dabei können die Wirbelsäule, Knochen, Muskeln, Gelenke oder Sehnen betroffen sein. Häufig tritt die Krankheit in Schüben aus. Manche Rheumapatienten bevorzugen Kälte, manche Wärme. Die Ursachen dieser Erkrankung sind unbekannt, sie gehört zu den Autoimmunerkrankungen. Doch ein wichtiger Faktor scheint die Ernährung auszumachen. Gegen Übersäuerung und Einlagerung von Schlacken sollte man auf jeden Fall eingreifen. Oftmals verbessern sich die Funktionsstörungen und Schmerzen rasch.

Das sind die wichtigsten heimischen Superfoods bei Rheuma:

- Hagebutte
- Preiselbeere
- Birne
- Kohl

Blaukrautsalat mit Birne

Zutaten:

4 EL Olivenöl
Saft von 1 Zitrone
1 TL Kräutersalz
frisch gemahlener Pfeffer
etwas Honig
500 g frisches Blaukraut
1 Birne
1 Zwiebel
50 g Sonnenblumenkerne
200 g blaue Trauben

Zubereitung:

Blaukraut fein hobeln. Mit Kräutersalz bestreuen und gut mischen. Nochmals mit zum Beispiel einem Kartoffelstampfer zusammenstoßen. Zugedeckt mindestens eine Stunde ziehen lassen.

Zitronensaft mit Öl cremig rühren. Zwiebeln klein schneiden, Birne wür-

feln, Sonnenblumenkerne hacken (einige übrig lassen zum Garnieren). Alles mit dem Blaukraut gut vermischen.
Blaue Trauben halbieren und mit den restlichen Sonnenblumenkernen dekorativ über den Salat verteilen.

Schlafstörungen

Ein erholsamer Schlaf ist eine der wichtigsten Maßnahmen unserer Zeit, um die Gesundheit zu erhalten. Massiver Schlafmangel, bedingt durch Lebenssituationen oder Krankheiten, kann tatsächlich ernsthafte und chronische Erkrankungen hervorrufen. In der Volksheilkunde gibt es viele Mittel gegen Schlafstörungen. Sinnvoll ist es, abends auf schwer verdauliche Speisen zu verzichten. Da kommen unsere leichten Superfoods gerade gut an.

Das sind die wichtigsten heimischen Superfoods bei Schlafstörungen:

- Apfel
- Kirsche

Thrombose

Ein Blutgerinnsel entsteht meist in den Venen der unteren Extremitäten. Man unterscheidet oberflächliche Thrombosen und tiefe Venenthrombosen. Hierbei besteht die Gefahr einer Lungenembolie. Es gibt einige Risikofaktoren. Wenn diese bei Ihnen vorhanden sind, sollten die auf jeden Fall eine Thromboseprohylaxe in Angriff nehmen. Dazu zählen Arteriosklerose, veränderte Blutflussgeschwindigkeit beispielsweise durch Immobilität, lange Flugstrecken, eine veränderte Blutzusammensetzung, etwa nach OP, oder Flüssigkeitsverlust durch Durchfall bzw. Pillen.

Das sind die wichtigsten heimischen Superfoods bei Thrombosegefahr:

- Kirsche
- Kohl
- Knoblauch
- Weintraube
- Spinat
- Leinsamen
- Pfirsich
- Zwiebel

Quark mit Leinsamen und Kirschen

Zutaten:

200 g halbfetter Quark
1 EL Honig
3 EL geschroteter Leinsamen
1 EL Leinöl
100 g Kirschen entsteint

Zubereitung:

1. Quark, Honig, Leinsamen und Leinöl gut mischen.
2. Entsteinte Kirschen über die Quark-Lein-Masse geben.

Ein tolles Frühstück!

Trockene Schleimhäute

Ein ganz großes Problem während der Wechseljahre bei Frauen sind die trockenen Schleimhäute. Hormone steuern das Milieu und sorgen für Feuchtigkeit. Hormonschwankungen, Erkrankungen oder Medikamente können das saure Milieu irritieren. Somit sind die Schleimhäute verändert und nicht mehr vor Bakterien, Viren oder Pilzen geschützt. Ursächliche Grunderkrankungen können sein: Diabetes mellitus, Immunschwäche oder falsche Ernährung.

Das sind die wichtigsten heimischen Superfoods bei trockenen Schleimhäuten:

- Preiselbeeren
- Leinsamen